JN220874

美人をつくる！
まいにちの
簡単スムージー123 Recipes

管理栄養士／料理研究家　鈴木あすな

Gakken

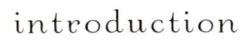

introduction

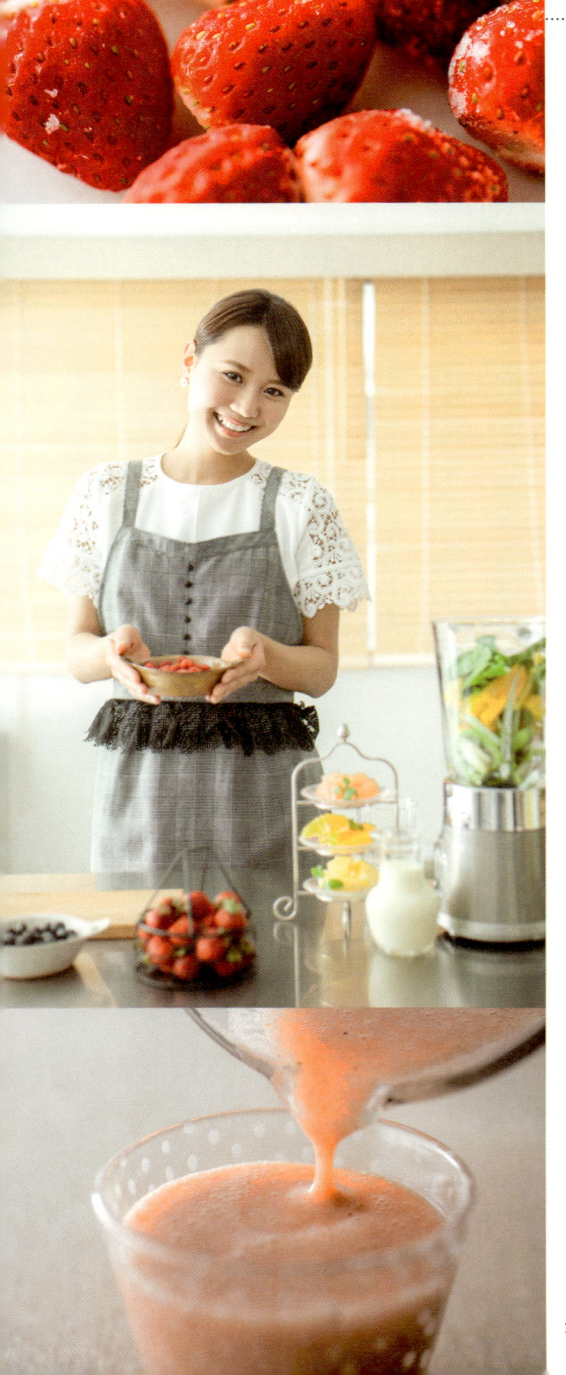

はじめに

私がスムージーと出会ったのは、肌荒れに悩んでいた数年前。
ミキサーをプレゼントされたことがきっかけで、スムージーを作るようになりました。

不足しがちなお野菜をしっかりとることができて、しかも、おいしい。
簡単に作れるので、忙しい朝でもあっという間に用意できます。

スムージーは、ビタミン・ミネラルを豊富に含んでおり、
しかも生のまま飲むため、酵素もしっかりとることができます。

毎朝、スムージーを飲むようになったら、
トラブルで悩んでいた肌が、すっかりキレイになったのです。
気がつけば、疲れやだるさを感じたり、風邪をひいたりすることもなくなりました。
今では、旅先でもスムージーを飲むほど、生活に欠かせないものとなりました。

本書のスムージーのコンセプトは飲みやすいこと。
キレイを手に入れるには、楽しく続けることも大切です。

定番フルーツを使った飲みやすいフルーツスムージー、
栄養価が高く、他の食材と合わせやすい野菜を使ったベジタブルスムージー、
おやつ代わりに飲めるスムージーやホットスムージーなど、
おいしいのはもちろん、手に入りやすい食材で作れることにもこだわりました。

123のレシピから、あなたのお気に入りの味を見つけて、
まずは、3週間続けてみてください。
きっと、今よりイキイキとした新しい自分に出会えるはず！
毎日1杯のスムージーで、体の中から「美人」になりましょう。

鈴木あすな

Contents

chapter 1 ビューティースムージー フルーツ編
Smoothie for beauty | fruits

chapter 2 ビューティースムージー ベジタブル編
Smoothie for beauty | vegetable

この本の使い方

●材料は作りやすい分量にしています。
●野菜や果物の分量は、できるだけ計量せずに作れるよう個数、枚数、本数等で記入しています。どうしても個体差が多い野菜や果物に関してはgで記載している場合もあります。それぞれの標準的な重量はg換算表（p18）を参考にしてください。
●計量の単位は、1カップは200ml、大さじ1は15ml、小さじ1は5mlです。
●電子レンジの加熱時間は600Wのものを目安にしています。機種によって多少の差がありますので、様子を見ながら加熱してください。
●本書のエネルギー、食物繊維、ビタミンC、A、Eの含有量は五訂増補『日本食品成分表』をもとに算出しています。エネルギー、ビタミンAとCの数値は小数点以下を四捨五入、総重量は1の位を四捨五入して算出しています。ビタミンAはレチノール当量、Eはα-トコフェロールより算出しています。特に1、2章に関しては、厚生労働省の『日本人の食事摂取基準』を参考にビタミンCの1日の摂取目標量の1/3に近づけるようレシピを作成しています。あくまで美容と健康をサポートするものとしてお役立てください。

｛ スムージーが美人をつくるワケ ｝

本書のスムージーは、新鮮な野菜や果物をミキサーにかけ、
濾（こ）さずに飲むドリンクです。スムージーがどうして健康にいいのか、
キレイをサポートしてくれるメリットを紹介します。

1　野菜不足を解消！

不足しがちな野菜を手軽にとることができます。ミキサーで細かく液状にするので、一度にたくさんの量をとることも可能です。いわば「飲むサラダ」。生では食べづらい野菜もスムージーならとりやすくなります。

2　調理がカンタン＆スピーディ

基本の作り方は、野菜も果物も一口大に切って、ミキサーにかけるだけ。料理が苦手な人も、失敗なく、おいしいスムージーができます。5分もあれば作れるので、時間のない忙しい朝でも、栄養をチャージすることができます。

3　野菜や果物の栄養素を丸ごととれる

熱に弱い酵素は生でとるのがおすすめです。ローフードでもあるスムージーは、加熱すると壊れやすい食物酵素やビタミンなどの栄養素を効果的にとることが出来ます。加熱殺菌されている市販の野菜ジュースに比べても栄養価が高いと言えます。

4　塩分、油分を気にせず野菜がとれる

生野菜をサラダにすると、ドレッシングをかけて食べることになるので、塩分や油を同時にとることにも。スムージーは野菜と果物、水が基本の材料なので、カロリーが少ないのも魅力。体重コントロールをサポートしてくれます。

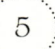 5　胃にやさしい

ミキサーで粉砕しているため、噛んで食べるだけでは吸収できない栄養素も吸収しやすくなります。消化に負担がかかりにくいので、朝起きたばかりで胃腸の調子が十分でないときにもおすすめです。

6　デトックス効果が期待できる

ジューサーと違って、ミキサーで作る濾さないスムージーは、食物繊維をしっかりとることができます。腸内環境が整うため、老廃物を排出しやすくなり、便通がよくなるだけでなく、肌トラブルの解消にも役立ちます。

7 手に入りやすく、少ない食材で作れる

いつでも手軽に作れるよう、手に入りやすい食材を使ったレシピばかり。少ない食材でおいしい組み合わせを提案しているので、「いろいろ揃えなきゃ作れない」ということはありません。自分好みのアレンジもカンタンです。

8 子どもや男性、お年寄りにも飲みやすい

セロリや小松菜といった苦手な子どもが多い野菜も、他の食材との組み合わせで飲みやすくしています。おやつ代わりのドリンクやパーティの食前酒代わりなど、家族や友人たちと一緒に楽しめます。

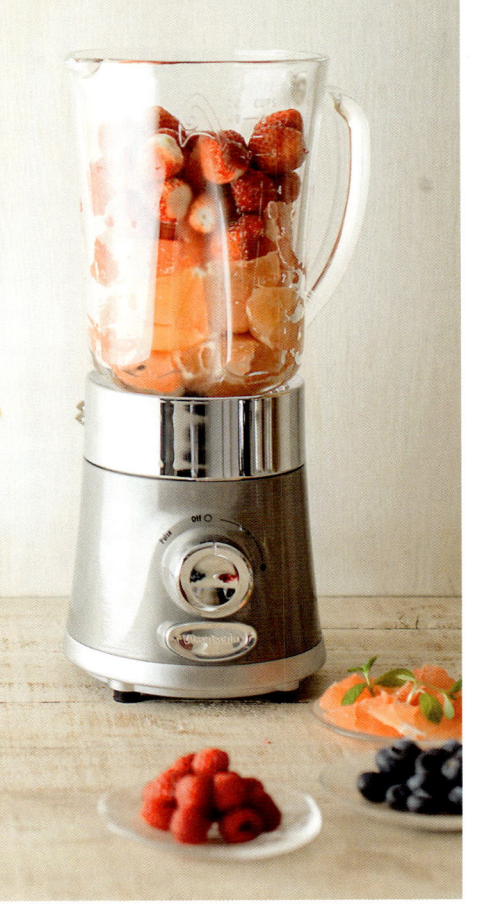

{ スムージー Q & A }

スムージーのいいところはフレッシュさ。作りたてを飲むことが大切です。
知っておきたいスムージー生活のポイントを紹介します。

 Q ダイエットのために1日3食をスムージーに
置き換えてもいいですか？

 A 健康を維持するためには、噛んで食べる食事が基本です。食事で足りない栄養素を補うのがスムージーと考えましょう。食べすぎた日の翌日の朝に、朝食代わりにスムージーを飲むという調整で置き換えるにはいいでしょう。
また、がぶ飲みをせず、ゆっくり飲むようにすると満腹感が得られやすくなります。

 Q 作ったスムージーはいつまで保存できますか？

 A スムージーは作りたてを飲むのが基本です。
野菜や果物に含まれる栄養素は、酸素に触れると酸化してしまうので、栄養価も落ち、色も悪くなります。
また、温まると雑菌が繁殖することもあるので、常温で持ち歩くのはやめましょう。夏場はとくに注意して。

 Q 1日何杯飲むのがいいですか？

 A 1日1～3杯を目安に飲みましょう。
飲みすぎは食べすぎと同様、よくありません。1杯飲むなら、消化を助け、1日の活力につながる朝に飲むのがおすすめです。
空腹になったとき、おやつ代わりに飲むのもいいでしょう。また、胃腸への負担が少ないので、肉料理や油ものをとりすぎて内臓が疲れているときに飲むなど、体調に合わせて取り入れるようにしましょう。

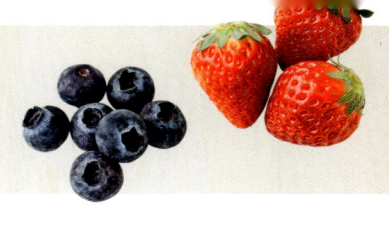
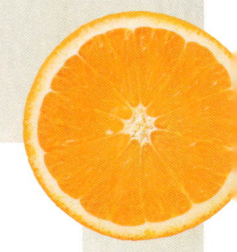

Q 下痢気味のときに飲んでもいいですか？

A 繊維が多いものを避けて飲みましょう。整腸作用のあるりんごやバナナ、にんじんなどを使ったスムージーなどを選びます。体を温めてくれる、ホットスムージーを取り入れるのもおすすめです。

Q 冷えが気になるのですが、スムージーを飲んでもいいですか？

A 生の野菜や果物をとることで、代謝酵素が働き、血行もよくなります。ただし、必要以上に野菜や果物を冷やして作ることはありません。体の冷えが気になる人は、野菜や果物を常温に戻してからスムージーを作って飲むようにしましょう。

Q カット野菜やカットフルーツを使ってもいいですか？

A 使ってもOKですが、未加工の野菜のほうがおすすめです。
カット野菜は殺菌のために必要以上に洗浄されて、栄養素が流れ出てしまっていることも。新鮮なもの、旬のものを使ったほうが栄養価が高く、おいしいスムージーが作れます。

Q ミキサーはどのくらい攪拌（かくはん）すればいいですか？

A 攪拌時間はミキサーの種類や材料によっても異なります。全体的に混ざり、液状になったらいったん止めて味見をしてみましょう。かたまりが残っているようならもう一度攪拌します。
ただし、長時間ミキサーにかけると素材の栄養素が壊れてしまうことも。ある程度パワーのあるミキサーで短時間に作るとよいでしょう。

キホンの道具

一口大にカットしたフルーツや野菜を
ミキサーにかけるだけでOKのスムージー。
ミキサー以外に特別な道具は必要ありませんが、
あると便利なものを紹介します。

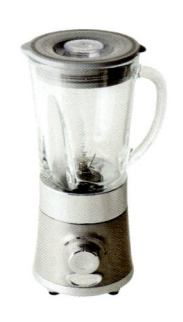

1 ミキサー

口当たりのいいおいしいスムージーにするには、氷が砕けるくらいのパワーがあるものを選ぶのがおすすめ。

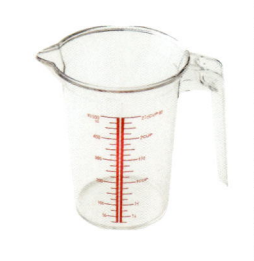

2 計量カップ

水や牛乳などの分量を計るときに使います。透明のカップはメモリが見やすく便利。

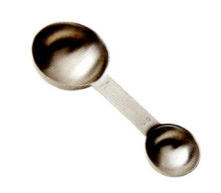

3 計量スプーン

目分量で作れますが、慣れるまではレシピ通りに計って作ってみましょう。あとはお好みで増減を。

4 ゴムベラ

スムージーをミキサーからグラスに移すときに使います。底まであたる柄の長いものがおすすめです。

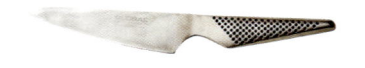

5 ペティナイフ

フルーツや野菜の下処理に使います。普段の包丁でもよいですが、肉魚用と区別しておくのも衛生的に○。

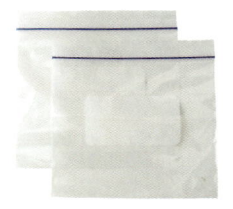

6 チャック付き密閉袋

切った食材を小分けするのに使います。空気を抜いて劣化を防ぎ、冷凍保存にも便利。

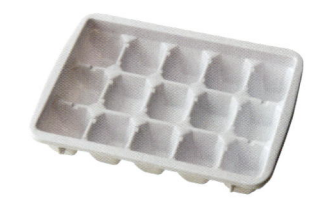

7 製氷皿

余ったフルーツや旬の時期に買いためた食材をピューレ状にして氷にするときに使います。

食材の下準備

野菜や皮つきのまま使うフルーツは、しっかり洗ってから使いましょう。
食材によって知っておきたい下準備のコツも、併せて確認してください。

野菜類

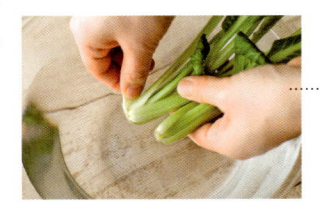

根元の部分もよく洗う

葉野菜は根元の部分に土がたまりやすく、汚れています。土をきれいに落とせば、根ごと使えます。

食材を切る

一口大に切ります。皮には栄養素や食物繊維が多いので、栄養価アップには丸ごと使いたいところですが、お好みで。

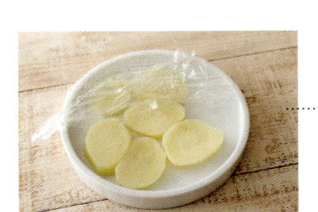

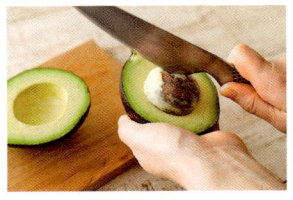

いもやかぼちゃは加熱する

一口大に切り、皿にのせラップをかけて電子レンジで加熱します。やわらかくしてからミキサーに加えます。

フルーツ類

種の大きいアボカドとマンゴーの下ごしらえ

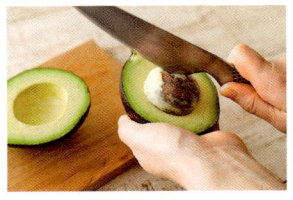
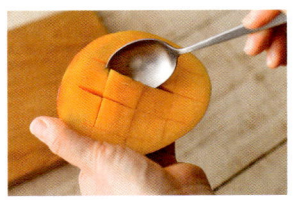

アボカド

種に沿って縦半分にぐるりと包丁を入れ、ひねるようにして半分に分けます。包丁の刃元を種に刺し、包丁を回転させて種を取ります。

マンゴー

中央の種をよけるようにして縦に両側を切ります。実の部分に格子状に切り込みを入れ、スプーンで皮からそぐようにして取り出します。

フリージング

食材が余ったり、旬が短いフルーツは冷凍して
ストックしておくと便利です。
一口大に切り、空気を抜いて密閉袋に入れたり、
ピューレ状にして製氷皿で凍らせたりして保存します。

下処理
して
そのまま

葉野菜

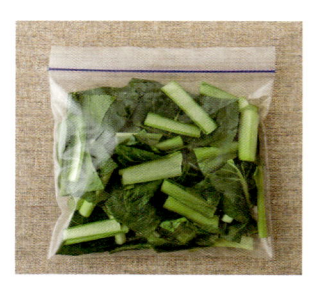

ざく切りにして密閉袋に入れます。
空気に触れると酸化や乾燥で味が
落ちるので、密閉袋に入れたら薄く
広げ、袋をくるくると丸めて空気を抜
いてから、口を閉じましょう。
→ P.55等

▶▶▶

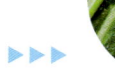 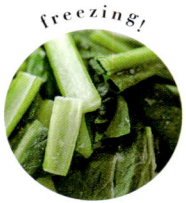

実野菜・根菜

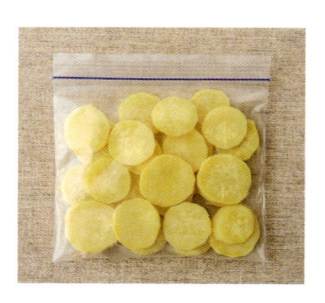

1〜2cmの厚さに切り、電子レンジ
で3分ほど加熱し、冷めてから冷凍
します。大きく切ると冷凍されるまで
に時間がかかり、味や食感が落ちる
ので、小さめに薄く切るのがポイント
です。空気をしっかり抜いてから冷
凍保存します。
→ P.101, 102, 103

▶▶▶

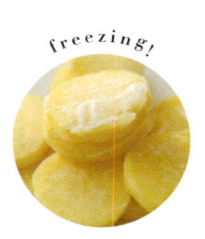

フルーツ（トマトなど実の野菜も含む）

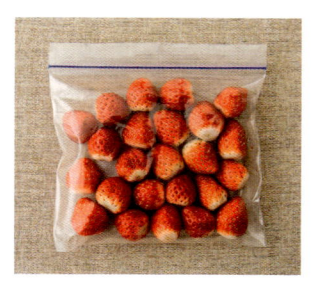

いちごは傷みやすいので余ったら冷
蔵保存がおすすめ。水洗いをしてへ
たを除いてから保存します。トマトは
種をとり、乱切りにします。りんごや
バナナは一口大にカットし、色止め
にレモン汁をかけておきましょう。オ
レンジなど柑橘類は冷凍
には向きません。
→ P.86, 123

▶▶▶

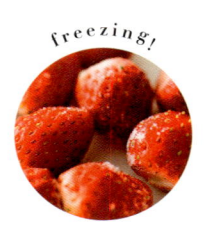

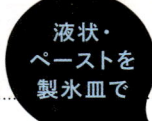

市販のジュース

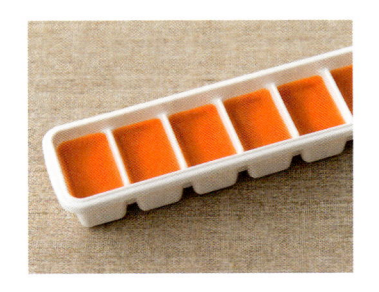

市販のジュースを凍らせてお
けば、1つの食材と合わせるだ
けでも手軽でおいしいスムー
ジーが作れます。野菜ジュース
は添加物の少ないものを選び
ましょう。
→ P.122, 123

 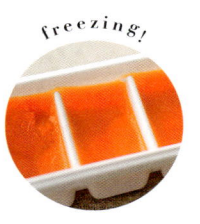

季節の果物

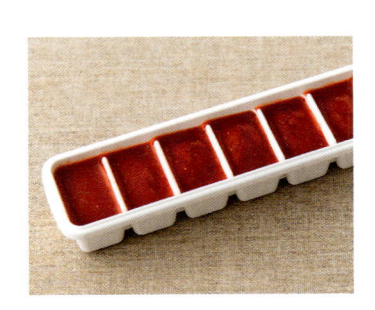

旬のものは栄養価が高く、安く
手に入るのが魅力。ミキサーで
ピューレ状にしてから製氷皿で
凍らせます。レモンやゆず、ライム
などの果汁を凍らせておいても、
少し使いたいときに便利です。
→ P.123

 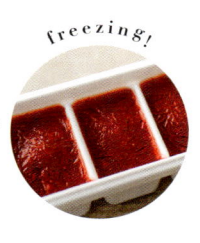

たまねぎ氷

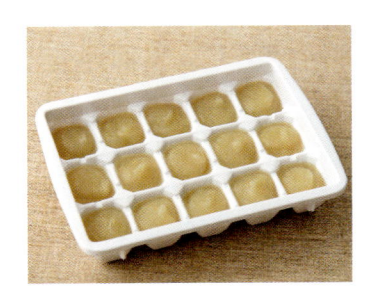

玉ねぎ3個（製氷皿1つ分）は
皮をむき、4等分に切ってラッ
プし、電子レジンで15分加熱
する。汁ごとミキサーにかけて
ピューレ状にし、製氷皿に入れ
て冷凍する。
→ P.105

 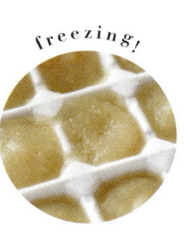

スムージーの作り方

①

切る

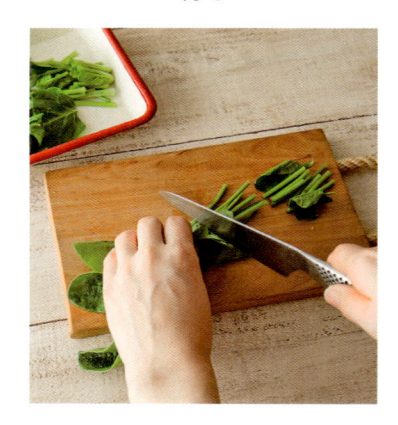

野菜や果物を一口大程度、攪拌（かくはん）しやすい大きさに切る。へたや芯、種は基本的に除く。葉野菜は手でちぎってもOK。

> ※冷蔵していた食材は常温に戻してから切るとよい。

②

入れる

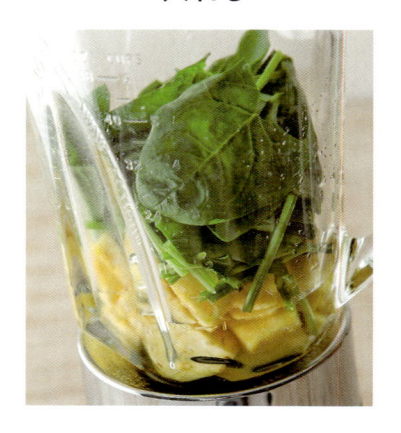

柑橘類など水分の多い食材から入れると、ミキサーが空回りしにくくなります。軽い葉野菜が浮いてしまって攪拌（かくはん）しづらい場合は、先に入れ、りんごなど硬くて重量のあるものを重し代わりに入れます。

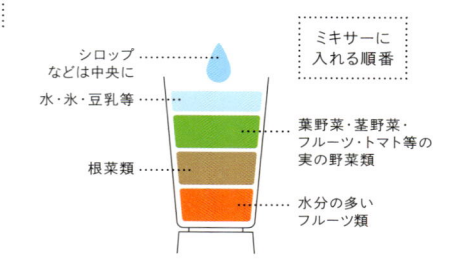

シロップ………… などは中央に

水・氷・豆乳等………

根菜類………

ミキサーに
入れる順番

葉野菜・茎野菜・
フルーツ・トマト等の
実の野菜類

水分の多い
フルーツ類

野菜や皮つきのまま使う果物は、しっかり洗っておきましょう。
皮や種も攪拌するかどうかは、
使用するミキサーのパワーや入れる食材によってお好みで。

③ 攪拌する

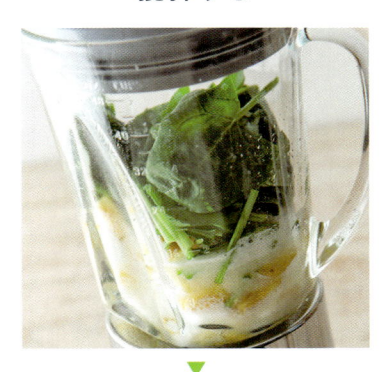

ふたをして、スイッチを入れます。なめら
かになるまで攪拌します。

④ 注ぐ

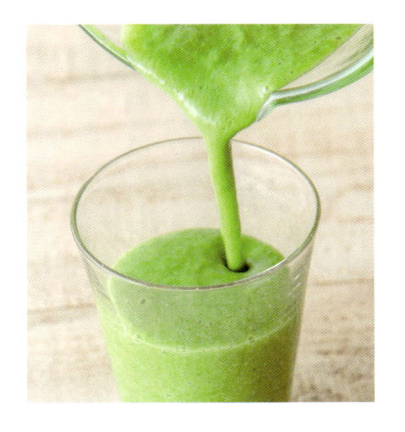

濾さずにそのままグラスに注ぎます。

できあがり

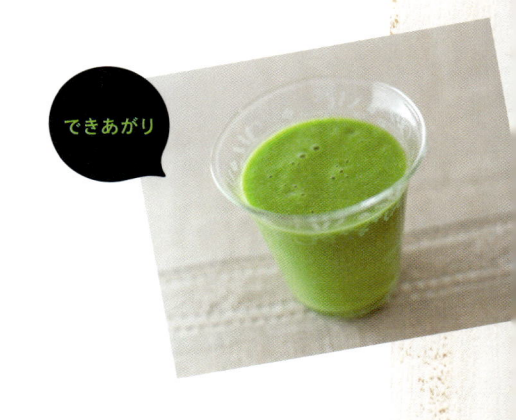

オリジナルスムージーの作り方

スムージーの味の構成要素は、甘味、苦味、酸味の3つ。これらの3つのバランスで味のベースが決まります。まずは果物や野菜を組み合わせたスムージーで味のバランスを確かめてみましょう。甘い味が好きな方や酸味が苦手なお子さんなどには、こちらで紹介しているアレンジ食材をお試しください。栄養やコクをアップさせたり、香りや風味を加えたりするなど、味のバランスや摂りたい栄養を簡単に調整できます。ぜひお好みのスムージーを作ってみてください。

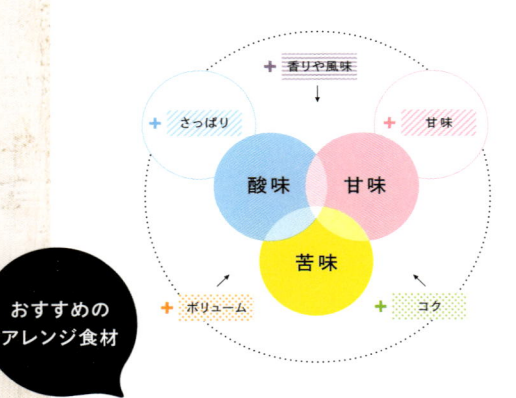

おすすめのアレンジ食材

アイコンの見方

おすすめのアレンジ食材を、各レシピにアイコンで紹介しています。

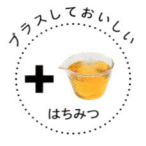

材料に加えて作ることで、風味や栄養をアップさせたり、ボリュームを出したり、飲みやすくしたりします。

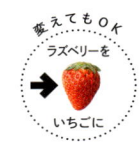

季節によって手に入りやすい旬の食材に変えるなど、材料の食材を変えてよいものを示しています。

＋ 甘味をプラスしたい

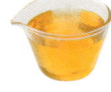

P.31
P.35
等

はちみつ
胃腸に負担をかけずにエネルギーに変わり、疲労を回復。ビタミン・ミネラルも豊富です。

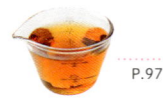

P.97

メープルシロップ
ミネラルをたくさん含み、食後血糖値の上昇を抑え、脂肪をため込みにくくしてくれます。

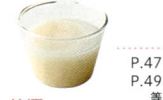

P.47
P.49
等

甘酒
米麹から作られており、自然な甘さが特徴。ノンアルコールで栄養価も高く、お子さんも飲めます。

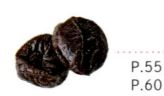

P.55
P.60

プルーン
食物繊維やビタミン・ミネラルなど栄養が豊富。やわらかく粘りがあるので刻んで加えます。

＋ さっぱりとさせたい

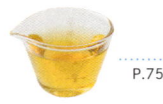

P.75

りんご酢
食物繊維のペクチンを含み、整腸作用があります。酢酸が食欲や消化吸収を促してくれます。

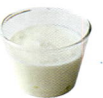

P.43
P.48
等

ヨーグルト
乳酸菌効果で便通を整え、免疫力を高めてくれます。砂糖なしのプレーンヨーグルトを。

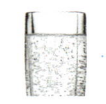

P.24
P.31
等

炭酸水
清涼感があり、胃でガスの気泡が拡大するため、水に比べて満腹感も得られます。使用は無糖のものを。

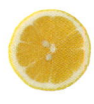

P.29
P.119
等

レモン果汁
酸味の成分であるクエン酸には疲労回復効果があります。野菜や果物の酸化を防ぐ働きも。

野菜と果物の組み合わせにプラスして使う食材を紹介します。甘みやコクを加えたり、栄養価を高めたりしたいときに参考にして自分好みのスムージー作りを楽しみましょう。

＋ コクをプラスしたい

P.109

カシューナッツ
良質な脂質を含み、美肌に役立ちます。コクが出て濃厚な味わいに。無塩、無添加のものを。

P.23
P.67
等

ココナッツオイル
中鎖脂肪酸を多く含むため脂肪の燃焼を助け、コレステロール値を下げてくれます。甘い香りが特徴的。

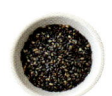

P.102

黒ごま
セサミン特有の抗酸化作用があるビタミンEが豊富。香りが強く甘い食材との相性がよいです。

P.102

きなこ
大豆イソフラボンやビタミンB群、豆乳にはない食物繊維も含まれます。和風の香ばしい風味に。

＋ ボリュームをプラスしたい

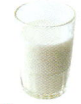

P.29
P.56

牛乳
良質なカルシウムを多く含み、カルシウム補給にぴったり。イライラをしずめてくれます。

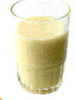

P.55
P.105

豆乳
女性ホルモンと似た働きをするイソフラボンを含み、女性が気になる栄養成分が豊富です。

＋ 香りや風味をプラスしたい

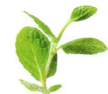

P.25
P.110

ミント
すっきりとした香り成分のカルボンはリフレッシュ効果や消化を助ける働きがあります。

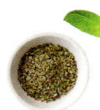

P.78

バジル
ややほろ苦さのあるさわやかな香りで、リラックス効果や集中力アップに役立ちます。

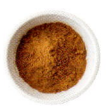

P.107

シナモン
独特な甘みとスパイシーな辛味が溶け合う香りで果物と相性がよい。体を温める作用があります。

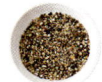

P.101

ブラックペッパー
ピリッとした刺激のある辛味成分と香りには、臭みを消し、体を温める効果があります。

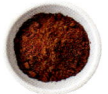

P.113

ココアパウダー
リッチな風味とチョコレートのようなまろやかな味に。ポリフェノールや食物繊維も豊富です。

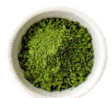

P.113

抹茶
まろやかなコクとさわやかな苦味で風味が際立ちます。抗酸化力のあるカテキンで美肌に。

本書で使用した食材の標準正味の重さとレシピ索引

野菜や果物には大きさや重量に個体差があります。本書で紹介しているレシピの分量は
下記の基準に沿って紹介しています。

※レシピを紹介しているスムージーの材料を中心に記載しています。アレンジ食材（P.16、17）は記載していません。

フルーツ

アボカド　1個＝160g
47、48、49、56、88

アサイーピューレ（冷凍）
62、95

いちご　1粒＝12.5g／8粒＝100g
24、29、34、35、36、37、40、48、
61、63、69、85、86、91、95、96、
122、123

オレンジ　1個＝150g
22、23、24、25、37、55、60、63、
67、68、72、74、80、85、93、119、127

キウイ　1個＝80g
31、43、48、68、73、75、116、123

グレープフルーツ　1個＝240g
29、30、31、41、49、63、66、69、
74、81、86、93、94、116、117、118

パイナップル　1個＝500g
25、40、41、42、43、47、48、55、
62、63、66、72、73、75、80、87、
94、121、127

バナナ　1本＝80g
35、37、47、56、57、60、61、62、
67、75、95、97、110、122、126

ブルーベリー　大さじ1＝20g
37、95

プルーン（ドライ）　1粒＝10g
36

マンゴー　1個＝200g
23、30、37、42、49、57、67、73、96

みかん　1個＝70g
24、34、56、87、97

もも＊　1個＝200g
31、56、91、96、97、110、118、124

ゆず　1個＝100g
119

ライム　1個＝80g
117

ラズベリー　1カップ＝約100g
37、42、47、57、69、80、87

りんご　1個＝240g
22、29、43、47、49、50、55、56、62、
67、73、75、80、81、86、87、92、107、
108、118、121、124、125、126、127

レモン　1個＝80g
25、40、48、108

＊旬の短いももは、レシピによって生か缶詰のど
ちらかを使用しています。栄養価は生の方が優れ
ていますが、どちらでも美味しく作れます。

野菜

大葉　1枚＝0.5g
79、114

かぼちゃ
103

キャベツ　1枚＝50g
124、125

きゅうり　1本＝90g
78

小松菜　1枚＝5g
55、56、57

さつまいも　2cm＝50g
102、104

サラダほうれん草　1株＝40g
60、61、62、63

サラダ菜　1枚＝3g
78

じゃがいも　1個＝120g
101

しょうが　大さじ1/2＝5g（みじん切り）
108

セロリ　5cm＝30g
74、75、79、81、84

玉ねぎ　1個＝200g
50、105、114

青梗菜　1枚＝15g
72、73

とうもろこし
101、104

トマト　1個＝120g（中玉）
78、79、80、81、84、114、121、122

にんじん　1本＝150g
50、121、122、126、127

パプリカ　1個＝160g
84、85、86、87

ベビーリーフ　1・1/2カップ＝10g
66、67

マッシュルーム　1個＝10g
105

水菜　1株＝40g
68、69

ミニトマト　1個＝10g
80

ミント　大さじ1＝2g
30、41、63、111、116、117

その他

甘酒　大さじ1＝20g
92、107、108、109

カシューナッツ　1/4カップ＝50g
88、112

きなこ　大さじ1＝7g
88、97、107、113

牛乳
36、91、96、97、105、111、123、125

黒ごま　小さじ1＝3g
88、97、107

ココアパウダー　大さじ1＝6g
88、109、110、111、112

ココナッツオイル　大さじ1＝12g
57、88、98

シナモン
112

炭酸水
41、116、117、118、119

豆乳　200ml＝210g
36、47、60、88、95、97、101、102、
103、104、107、109、110、111、
113、123

はちみつ　大さじ1＝20g
25、47、50、88、95、96、98、107、
108、109、111、119、123、125

抹茶　小さじ1＝2g
109、111

メープルシロップ　大さじ1＝20g
88、98、110、111、112、113

りんご酢　大さじ1＝15g
118

ヨーグルト　1/4カップ＝50g
91、123、125

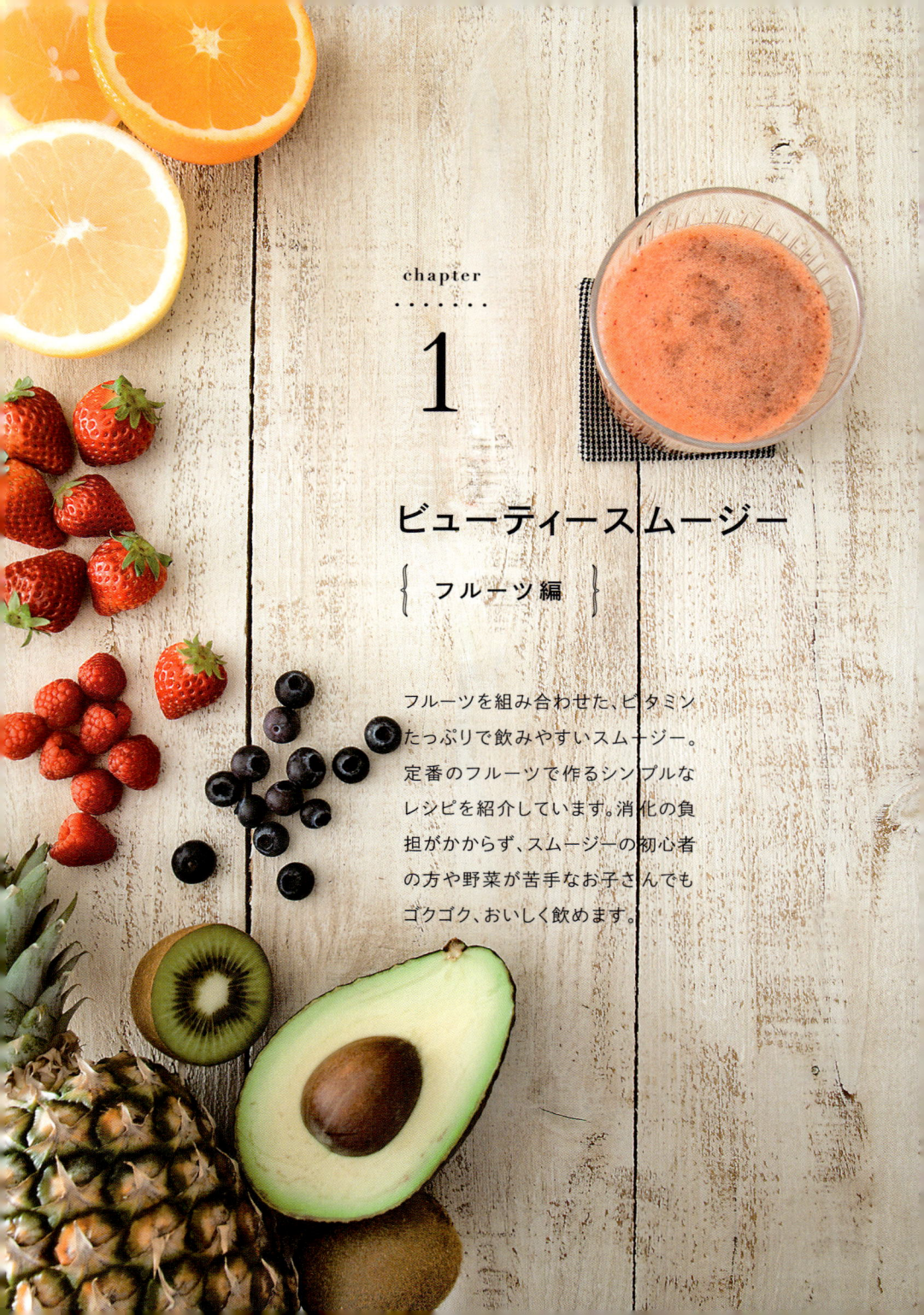

chapter

1

ビューティースムージー

{ フルーツ編 }

フルーツを組み合わせた、ビタミンたっぷりで飲みやすいスムージー。定番のフルーツで作るシンプルなレシピを紹介しています。消化の負担がかからず、スムージーの初心者の方や野菜が苦手なお子さんでもゴクゴク、おいしく飲めます。

01
オレンジ

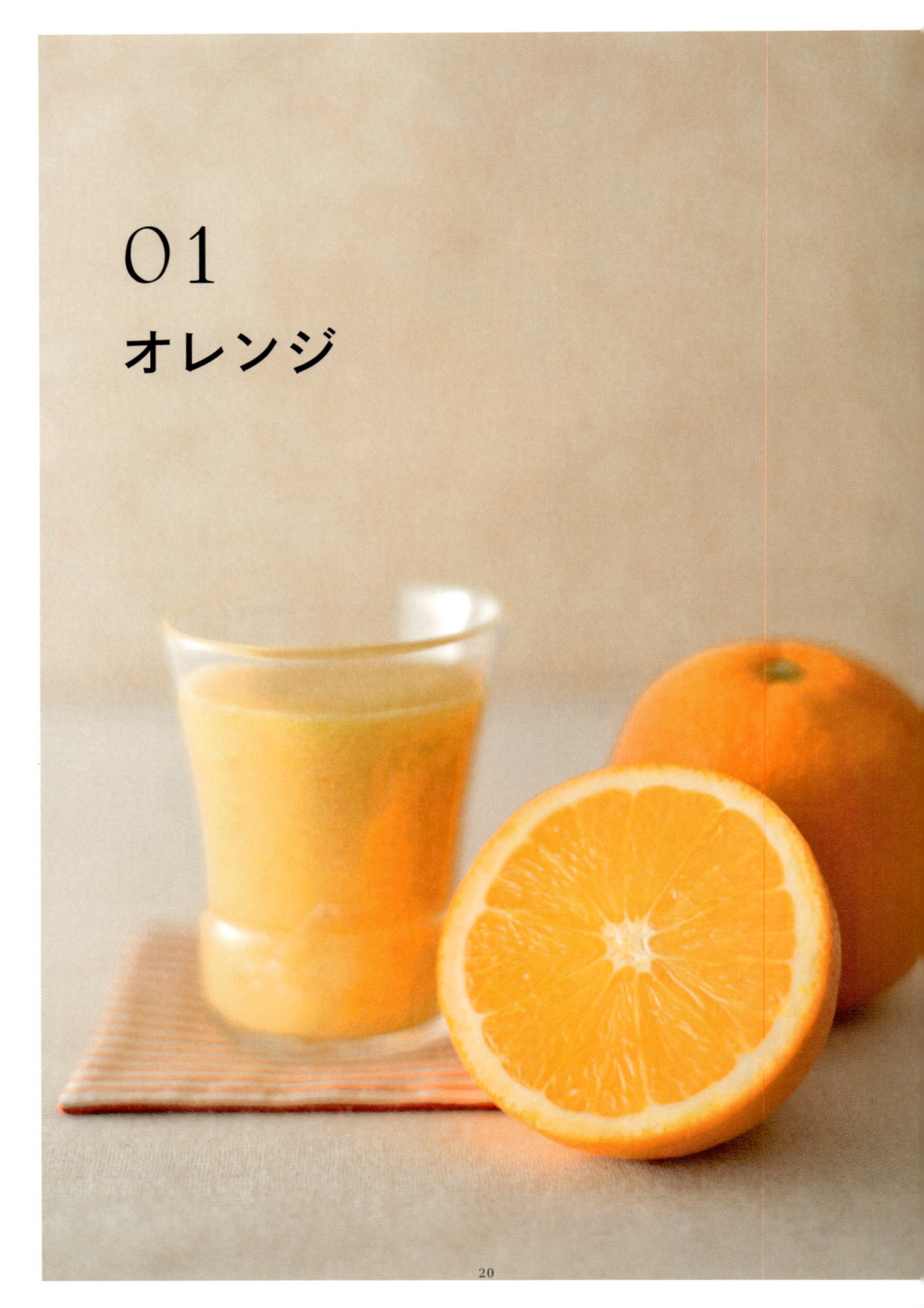

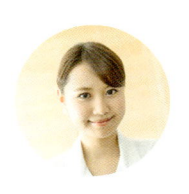

Asuna's advice!

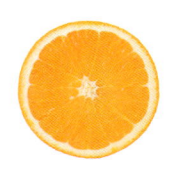

香り、酸味、甘味のバランスがよい柑橘類。皮をむいた瞬間に香る成分「リモネン」にはリラックス効果があります。果汁にはビタミンCが多く含まれ、皮膚や粘膜を丈夫にし、風邪を予防してくれます。薄皮の白い筋や袋には、ビタミンPが含まれ、ビタミンCの吸収を高めるほか、毛細血管を強くして血圧を下げる働きもあります。

How to select

皮にツヤとハリがあって、もったときにずっしりと身が詰まって重量感のあるものを。通年手に入ります。

成分（100gあたり）

エネルギー	39kcal
食物繊維	0.8g
ビタミンC	40mg
ビタミンA	10μg
ビタミンE	0.3mg

おすすめの組み合わせ

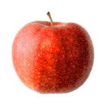

疲労回復
オレンジ ＋ りんご
22ページ

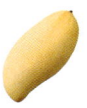

美肌づくり
オレンジ ＋ マンゴー
23ページ

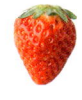

美肌づくり
オレンジ ＋ いちご
24ページ

アンチエイジング
オレンジ ＋ みかん
24ページ

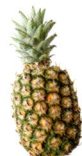

生活習慣病予防
オレンジ ＋ パイナップル
25ページ

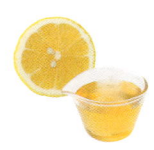

疲労回復
オレンジ ＋ レモン ＋ はちみつ
25ページ

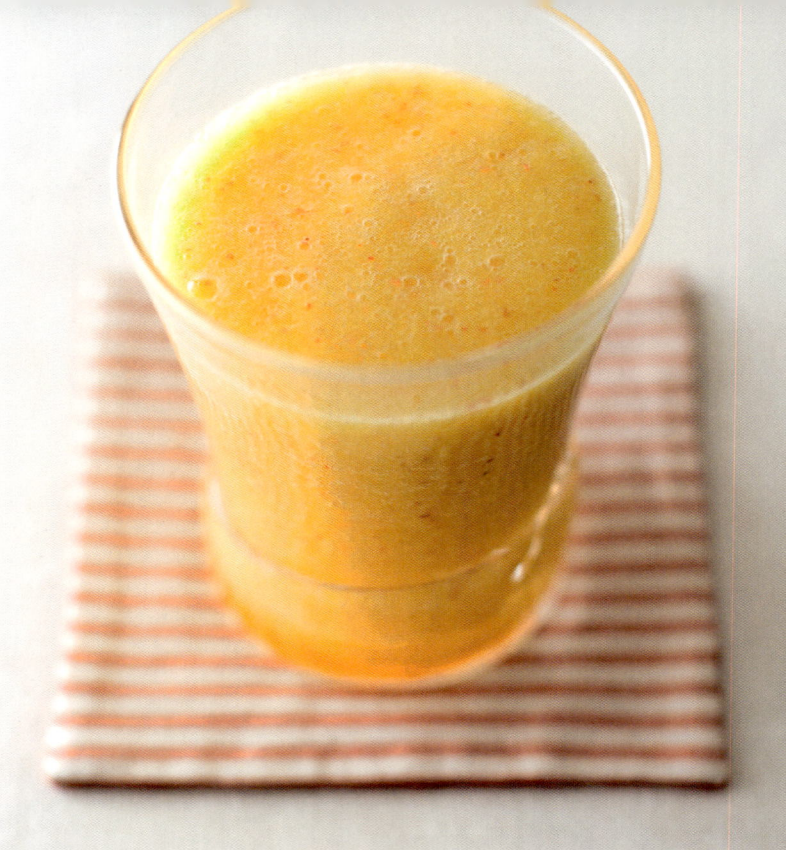

オレンジ ✛ りんご

手に入りやすい食材なので、一年を通していつでも楽しめます。
グリーンの野菜を加えたアレンジもおいしい組み合わせです。

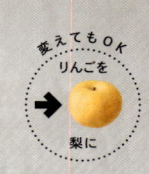

変えてもOK
りんごを
→
梨に

■ **材料**（できあがり410g）

1 オレンジ … 1個
　薄皮を残して皮をむき、一口大に切る
2 りんご … 1/2個
　種と芯を除き、一口大に切る
3 水 … 50ml

■ **作り方**

ミキサーにオレンジ、りんごを入れ、水を加え、
ふたをして攪拌する。

カロリー **123**kcal

食物繊維	3.2g
ビタミンC	65mg
ビタミンA	17µg
ビタミンE	0.7mg

美人
POINT

疲労回復におすすめ！

オレンジに含まれるクエン酸、りん
ごのリンゴ酸にはともに疲れをとる
作用があります。フルーツのさわや
かな香りが気分をリフレッシュ。

オレンジ ✛ マンゴー

トロピカル風味のマンゴースムージーは、万人受けする間違いのない組み合わせ。冷凍マンゴーでフローズンシェイクにしても。

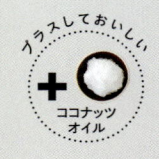

プラスしておいしい
+○
ココナッツ
オイル

■ 材料 (できあがり250g)

1 オレンジ … 1個
   薄皮を残して皮をむき、一口大に切る
2 マンゴー … 1/2個
   一口大に切り込みを入れ、皮を取る

■ 作り方

ミキサーにオレンジ、マンゴーを入れ、ふたをして攪拌する。

カロリー	123 kcal
食物繊維	2.7g
ビタミンC	80mg
ビタミンA	66μg
ビタミンE	2.3mg

美人
POINT

美肌づくりにおすすめ!

よく熟したマンゴーには活性酸素を抑制してくれるカロテンが豊富に含まれています。ビタミンCとの組み合わせで、美肌効果やアンチエイジングが期待できます。

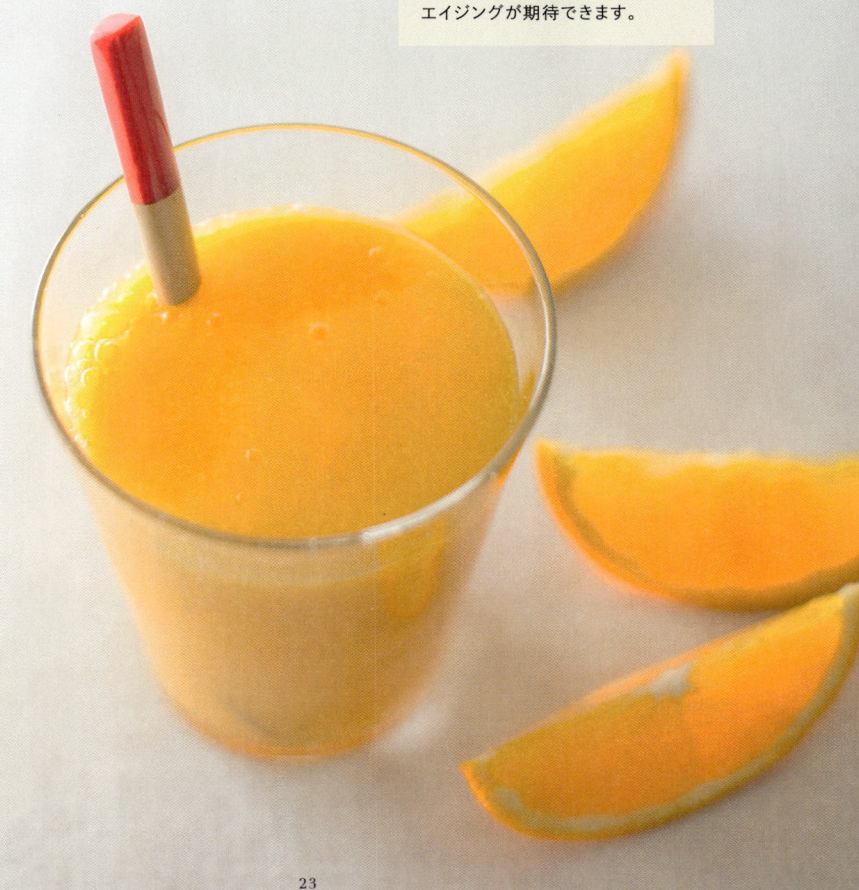

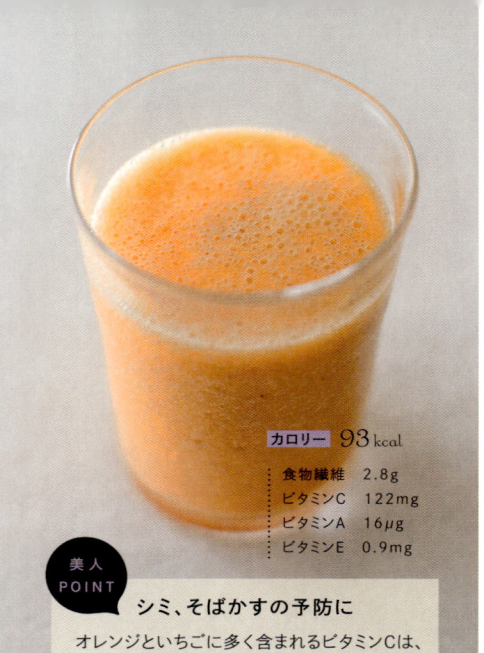

オレンジ ✚ いちご

甘酸っぱさが爽快感のあるスムージー。
いちごは多めに入れても。

■ **材料**（できあがり300g）

1　オレンジ … 1個
　　薄皮を残して皮をむき、一口大に切る
2　いちご … 8粒
　　へたを除く
3　水 … 50㎖

■ **作り方**

ミキサーにオレンジ、いちごを入れ、水を加え、
ふたをして攪拌する。

カロリー　93kcal

食物繊維	2.8g
ビタミンC	122mg
ビタミンA	16μg
ビタミンE	0.9mg

美人 POINT

シミ、そばかすの予防に

オレンジといちごに多く含まれるビタミンCは、
シミやそばかすの予防だけでなく、コラーゲン
の生成を助け、肌のハリを保つ作用があります。

オレンジ ✚ みかん

ダブル柑橘類で、味に深みのある
オレンジスムージーに。
みかんは缶詰を使っても。

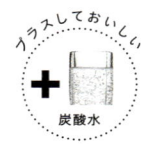

プラスしておいしい
＋
炭酸水

■ **材料**（できあがり220g）

1　オレンジ … 1個
　　薄皮を残して皮をむき、一口大に切る
2　みかん … 1個
　　皮をむき、4等分に分ける

■ **作り方**

ミキサーにオレンジ、みかんを入れ、
ふたをして攪拌する。

カロリー　91kcal

食物繊維	2.1g
ビタミンC	82mg
ビタミンA	74μg
ビタミンE	0.7mg

美人 POINT

**アンチエイジングに
おすすめ！**

オレンジやみかんに含まれるビタミンPは抗
酸化作用に加え、ビタミンCの吸収もサポー
トしてくれます。

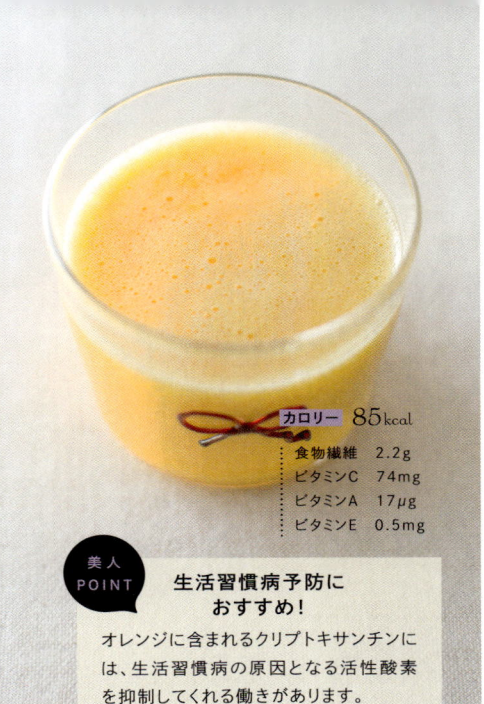

オレンジ ✛ パイナップル

甘みと酸味の相性抜群！
食欲と元気を
引き出してくれます。

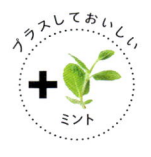

プラスしておいしい
+ ミント

■ **材料**（できあがり200g）

1 オレンジ … 1個
　薄皮を残して皮をむき、一口大に切る
2 パイナップル … 1/10個（50g）
　皮と芯を除き、一口大に切る

■ **作り方**

ミキサーにオレンジ、パイナップルを入れ、
ふたをして攪拌する。

カロリー 85kcal

食物繊維	2.2g
ビタミンC	74mg
ビタミンA	17μg
ビタミンE	0.5mg

美人 POINT

**生活習慣病予防に
おすすめ！**

オレンジに含まれるクリプトキサンチンに
は、生活習慣病の原因となる活性酸素
を抑制してくれる働きがあります。

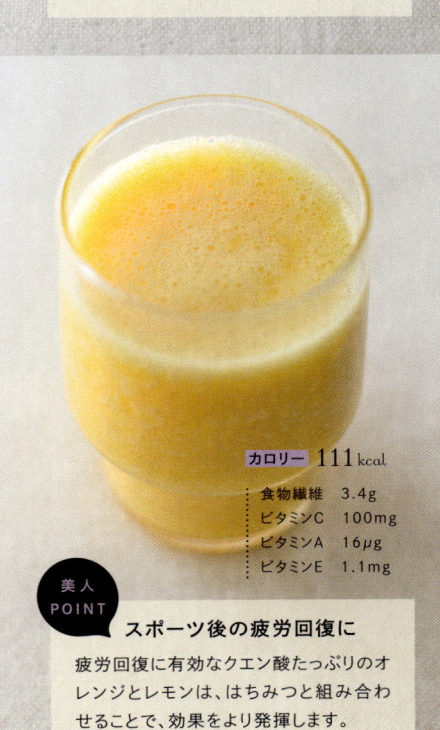

オレンジ ✛ レモン ✛ はちみつ

オレンジとはちみつの甘さに、
レモンの酸味を効かせてリフレッシュ！

■ **材料**（できあがり200g）

1 オレンジ … 1個
　薄皮を残して皮をむき、一口大に切る
2 レモン … 1/2個
　薄皮を残して皮をむき、一口大に切る
3 はちみつ … 小さじ1

■ **作り方**

ミキサーにオレンジ、レモンを入れ、
はちみつを加え、ふたをして攪拌する。

カロリー 111kcal

食物繊維	3.4g
ビタミンC	100mg
ビタミンA	16μg
ビタミンE	1.1mg

美人 POINT

スポーツ後の疲労回復に

疲労回復に有効なクエン酸たっぷりのオ
レンジとレモンは、はちみつと組み合わ
せることで、効果をより発揮します。

02
グレープフルーツ

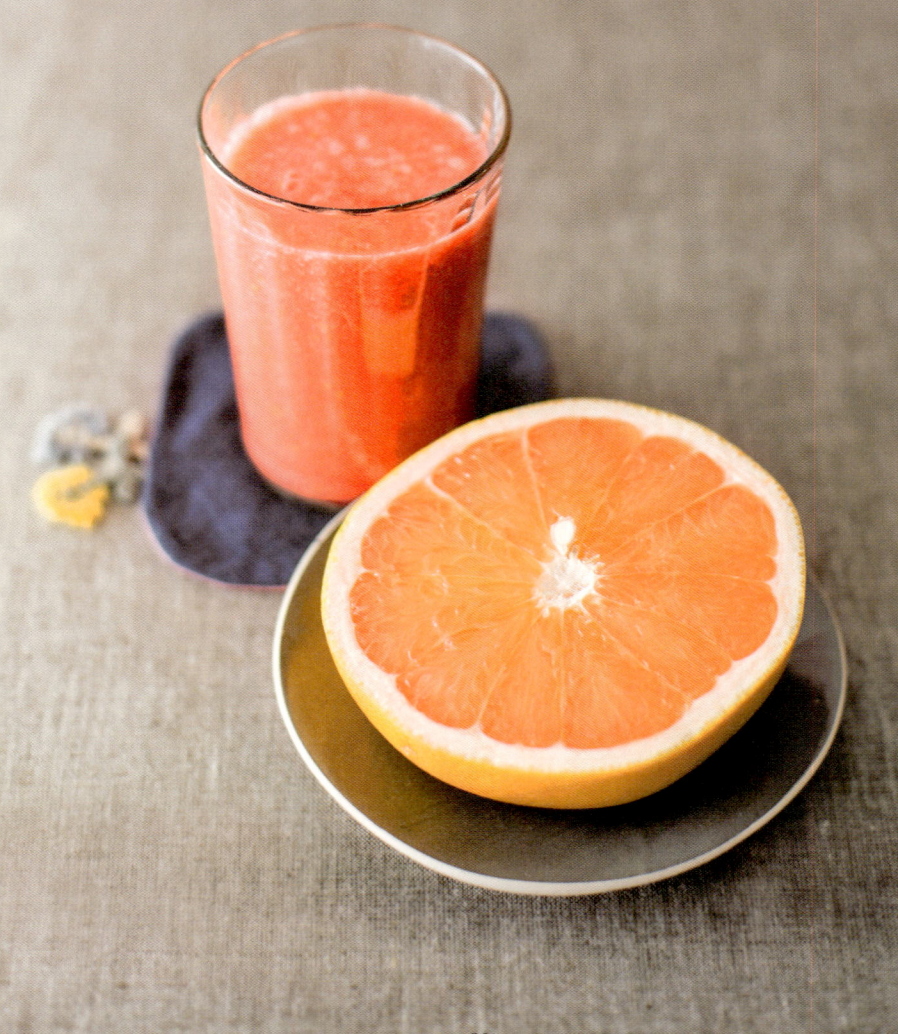

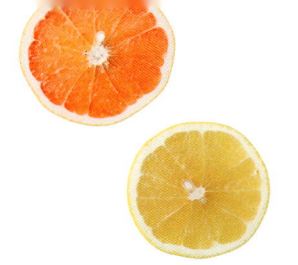

Asuna's advice!

他の柑橘類と同様にビタミンCが多く含まれ、1個分で1日に必要なビタミンCがほぼとれます。独特の苦味成分「ナリンギン」には脂肪の分解を助ける働きがあり、糖度が低いのでダイエット中におすすめのフルーツ。赤い果肉のルビー種は抗酸化作用のあるリコピンを含み、カロテンも豊富なので、ホワイト種に比べ栄養的にすぐれています。

How to select

形が丸く整い、皮にへこみのないきれいなものを選びましょう。日本ではほとんどが輸入品で、季節によって産地が変わりますが通年手に入ります。

成分(100gあたり)

エネルギー	38kcal
食物繊維	0.6g
ビタミンC	36mg
ビタミンA	34μg
ビタミンE	0.3mg

おすすめの組み合わせ

アンチエイジング
グレープフルーツ ＋ りんご
29ページ

二日酔い
グレープフルーツ ＋ いちご
29ページ

ダイエット
グレープフルーツ ＋ ミント
30ページ

美肌づくり
グレープフルーツ ＋ マンゴー
30ページ

美肌づくり
グレープフルーツ ＋ もも
31ページ

ダイエット
グレープフルーツ ＋ ゴールドキウイ
31ページ

グレープフルーツ+りんご

グレープフルーツ+いちご

グレープフルーツ ✚ りんご

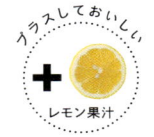

スムージーのなかでも、ダントツ人気の組み合わせ。
りんごは皮ごと使うと、栄養価も見た目も◎。

プラスしておいしい
レモン果汁

■ **材料**（できあがり410g）

1 グレープフルーツ・ルビー … 1個
  薄皮を残して皮をむき、種を除いて
  一口大に切る
2 りんご … 1/2個
  種と芯を除き、一口大に切る
3 水 … 50ml

■ **作り方**

ミキサーにグレープフルーツ、りんごを入れ、
水を加え、ふたをして攪拌する。

カロリー	156 kcal
食物繊維	3.2g
ビタミンC	91mg
ビタミンA	84μg
ビタミンE	1.0mg

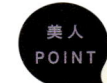

美人 POINT

**アンチエイジングに
おすすめ！**

グレープフルーツの苦味成分ナリ
ンギンは、強い抗酸化力がありま
す。りんごにも抗酸化作用のあるポ
リフェノールが含まれるので、ダブ
ルで効果が期待できます。

グレープフルーツ ✚ いちご

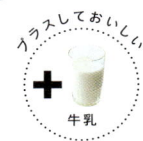

フラミンゴカラーが愛らしいスムージーは、香りも特別！
この1杯で1日に必要なビタミンCは十分。

プラスしておいしい
牛乳

■ **材料**（できあがり310g）

1 グレープフルーツ・ルビー … 1個
  薄皮を残して皮をむき、
  種を除いて一口大に切る
2 いちご … 5粒
  へたを除く

■ **作り方**

ミキサーにグレープフルーツ、いちごを入れ、
ふたをして攪拌する。

カロリー	115 kcal
食物繊維	2.4g
ビタミンC	129mg
ビタミンA	83μg
ビタミンE	1.0mg

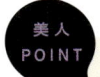

美人 POINT

二日酔いにおすすめ！

グレープフルーツやいちごに含ま
れるビタミンCは、二日酔いの症状
のもとになるアセトアルデヒドの分
解を促してくれます。

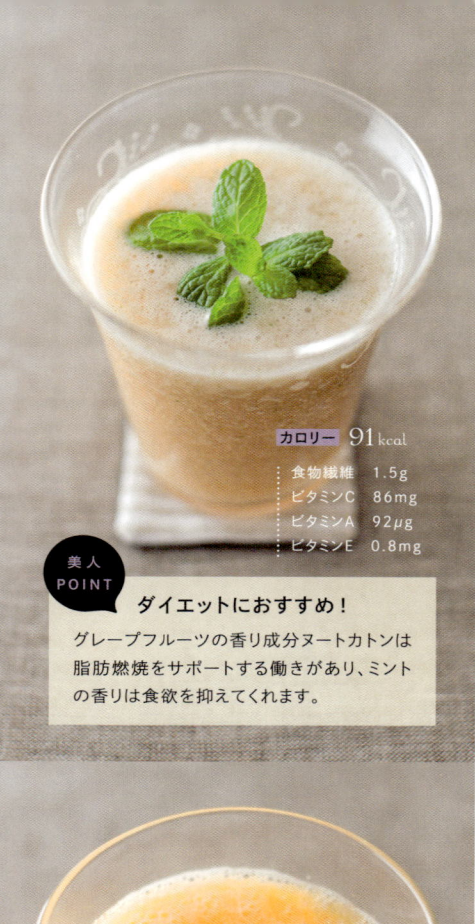

グレープフルーツ ✛ ミント

キリッとした爽快な口当たりなので、シャキッと
目覚めたい朝や食後のスムージーにおすすめ。

■ 材料（できあがり240g）

1 グレープフルーツ・ルビー … 1個
　薄皮を残して皮をむき、種を除いて
　一口大に切る
2 ミント … 大さじ1（2g）

■ 作り方

ミキサーにグレープフルーツ、ミントを入れ、
ふたをして攪拌する。盛りつけたら、
トッピング用のミント（分量外）を飾る。

カロリー	91kcal
食物繊維	1.5g
ビタミンC	86mg
ビタミンA	92μg
ビタミンE	0.8mg

美人 POINT

ダイエットにおすすめ！

グレープフルーツの香り成分ヌートカトンは
脂肪燃焼をサポートする働きがあり、ミント
の香りは食欲を抑えてくれます。

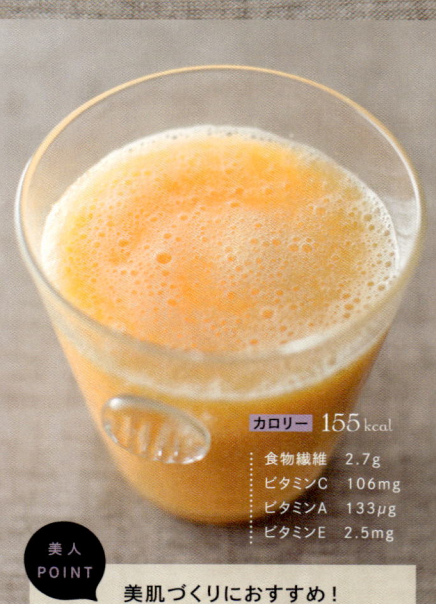

グレープフルーツ ✛ マンゴー

さわやかな酸味に
トロピカルな風味が
楽しめる組み合わせ。

■ 材料（できあがり340g）

1 グレープフルーツ・ルビー … 1個
　薄皮を残して皮をむき、種を除いて
　一口大に切る
2 マンゴー … 1/2個
　一口大に切り込みを入れ、皮を取る

■ 作り方

ミキサーにグレープフルーツ、マンゴーを入れ、
ふたをして攪拌する。

カロリー	155kcal
食物繊維	2.7g
ビタミンC	106mg
ビタミンA	133μg
ビタミンE	2.5mg

美人 POINT

美肌づくりにおすすめ！

健康な皮膚をつくるビタミンAが豊富なマン
ゴーと、シミ、シワ予防に効果的なグレープ
フルーツのビタミンCでハリのある美しい肌に。

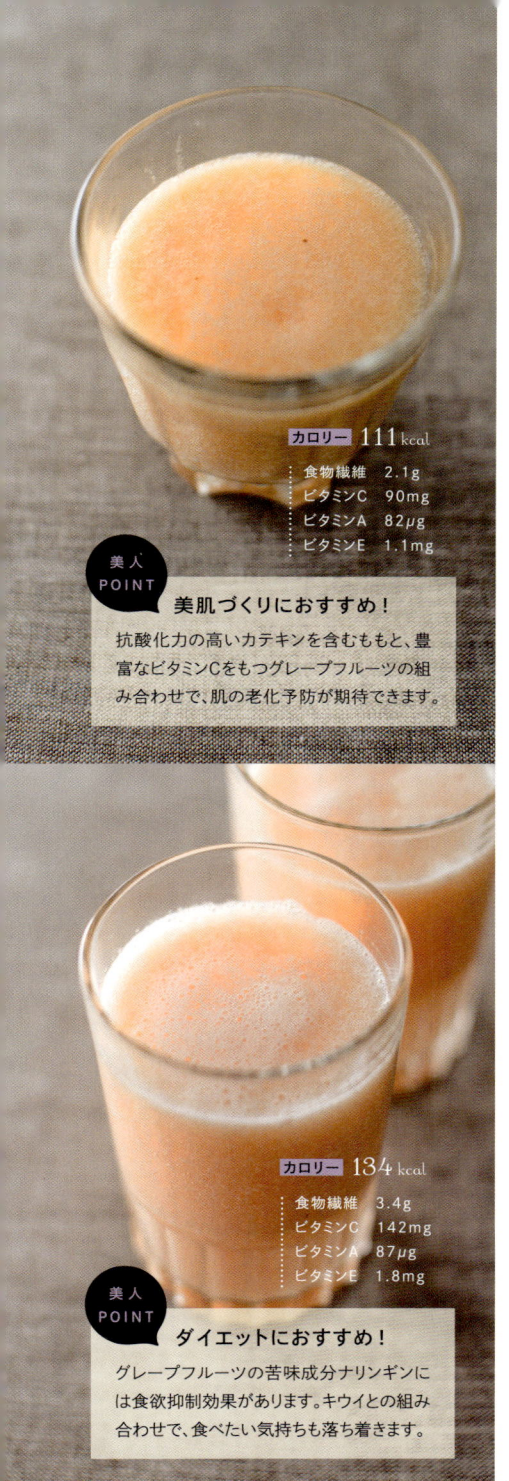

グレープフルーツ ✚ もも

清涼感がありながら、
もものとろみが
やさしい口当たり。

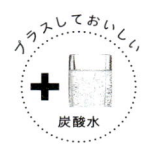

プラスしておいしい
✚
炭酸水

カロリー 111 kcal

食物繊維	2.1g
ビタミンC	90mg
ビタミンA	82μg
ビタミンE	1.1mg

美人
POINT

美肌づくりにおすすめ！

抗酸化力の高いカテキンを含むももと、豊
富なビタミンCをもつグレープフルーツの組
み合わせで、肌の老化予防が期待できます。

■ **材料**（できあがり290g）

1　グレープフルーツ・ルビー … 1個
　　薄皮を残して皮をむき、種を除いて
　　一口大に切る
2　もも … 1/4個
　　皮をむき、一口大に切る

■ **作り方**

ミキサーにグレープフルーツ、ももを入れ、
ふたをして攪拌する。

グレープフルーツ ✚ ゴールドキウイ

すっきりとした味わいが魅力。
食べたい気持ちを
落ち着かせたいときに。

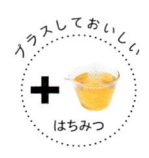

プラスしておいしい
✚
はちみつ

カロリー 134 kcal

食物繊維	3.4g
ビタミンC	142mg
ビタミンA	87μg
ビタミンE	1.8mg

美人
POINT

ダイエットにおすすめ！

グレープフルーツの苦味成分ナリンギンに
は食欲抑制効果があります。キウイとの組み
合わせで、食べたい気持ちも落ち着きます。

■ **材料**（できあがり320g）

1　グレープフルーツ・ルビー … 1個
　　薄皮を残して皮をむき、種を除いて
　　一口大に切る
2　ゴールドキウイ … 1個
　　皮をむき、一口大に切る

■ **作り方**

ミキサーにグレープフルーツ、
ゴールドキウイを入れ、ふたをして攪拌する。

03

いちご

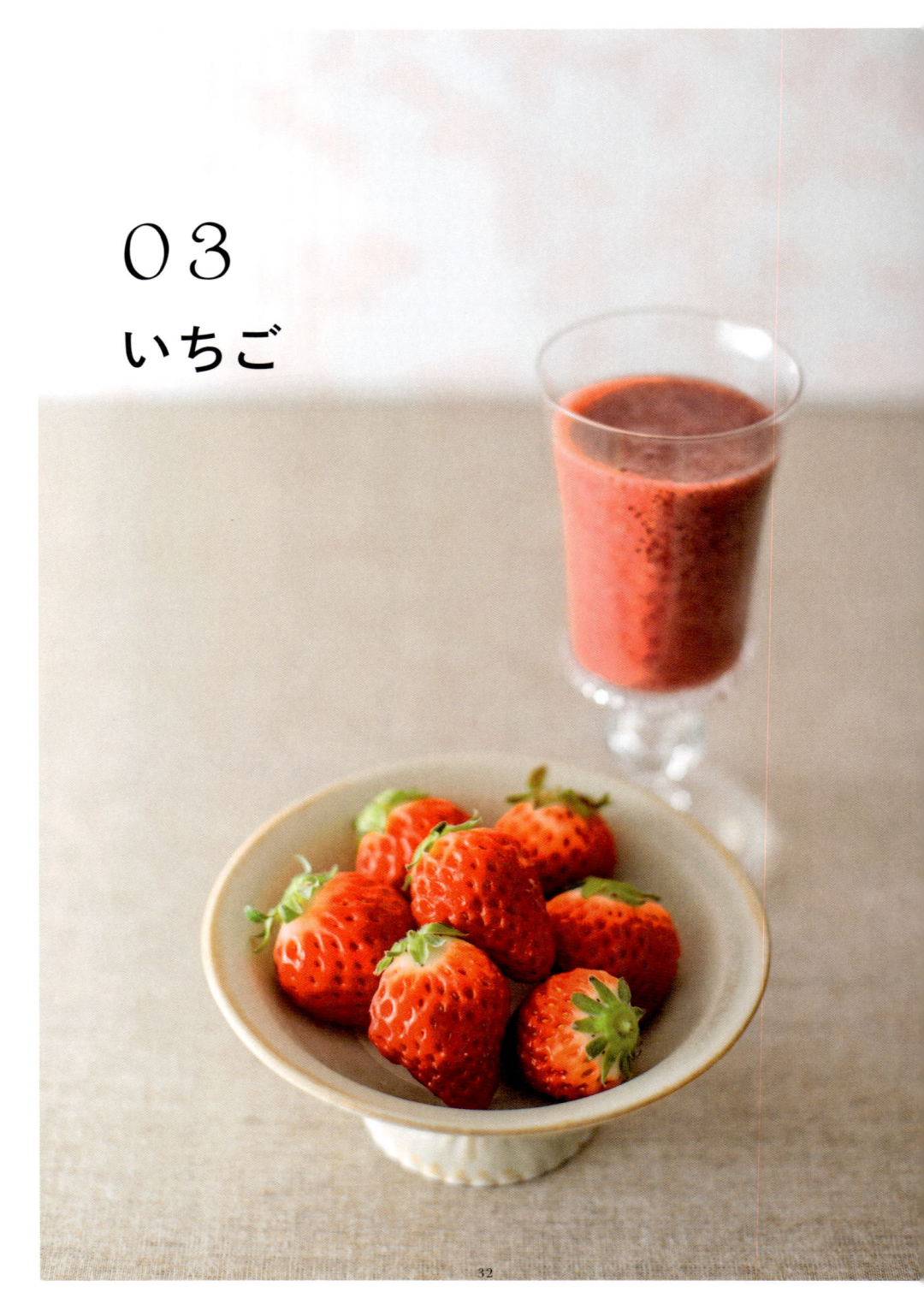

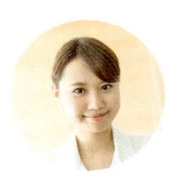

Asuna's advice!

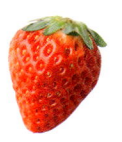

甘酸っぱい味わいが魅力のいちごは、フルーツのなかでもビタミンCの含有量はトップクラス。抗酸化作用のあるビタミンCは、肌荒れやシミ、ソバカスを防いで健康的な肌を作り、免疫力を高めて風邪を予防してくれる栄養素です。いちごの赤い色素成分「アントシアニン」にも抗酸化作用があり、貧血予防に効果的な、血を作るビタミン・葉酸も豊富です。

How to select

色ツヤがよく、へたが青くてピンと張っているものを選びましょう。日もちしないので、食べきれない場合は水気をしっかり取り、へたを取ってから冷凍に。

成分（100gあたり）

エネルギー	34kcal
食物繊維	1.4g
ビタミンC	62mg
ビタミンA	1μg
ビタミンE	0.4mg

おすすめの組み合わせ

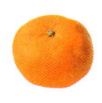

風邪予防
いちご ✛ みかん
34ページ

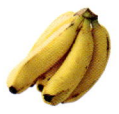

貧血予防
いちご ✛ バナナ
35ページ

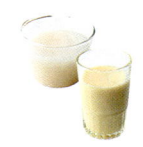

ダイエット
いちご ✛ 甘酒
✛ 豆乳
36ページ

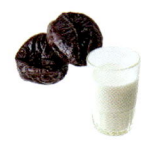

貧血予防
いちご ✛ プルーン
✛ 牛乳
36ページ

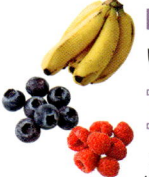

疲労回復
いちご ✛ バナナ
✛ ブルーベリー
✛ ラズベリー
37ページ

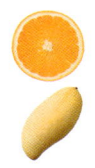

ストレス解消
いちご ✛ オレンジ
✛ マンゴー
37ページ

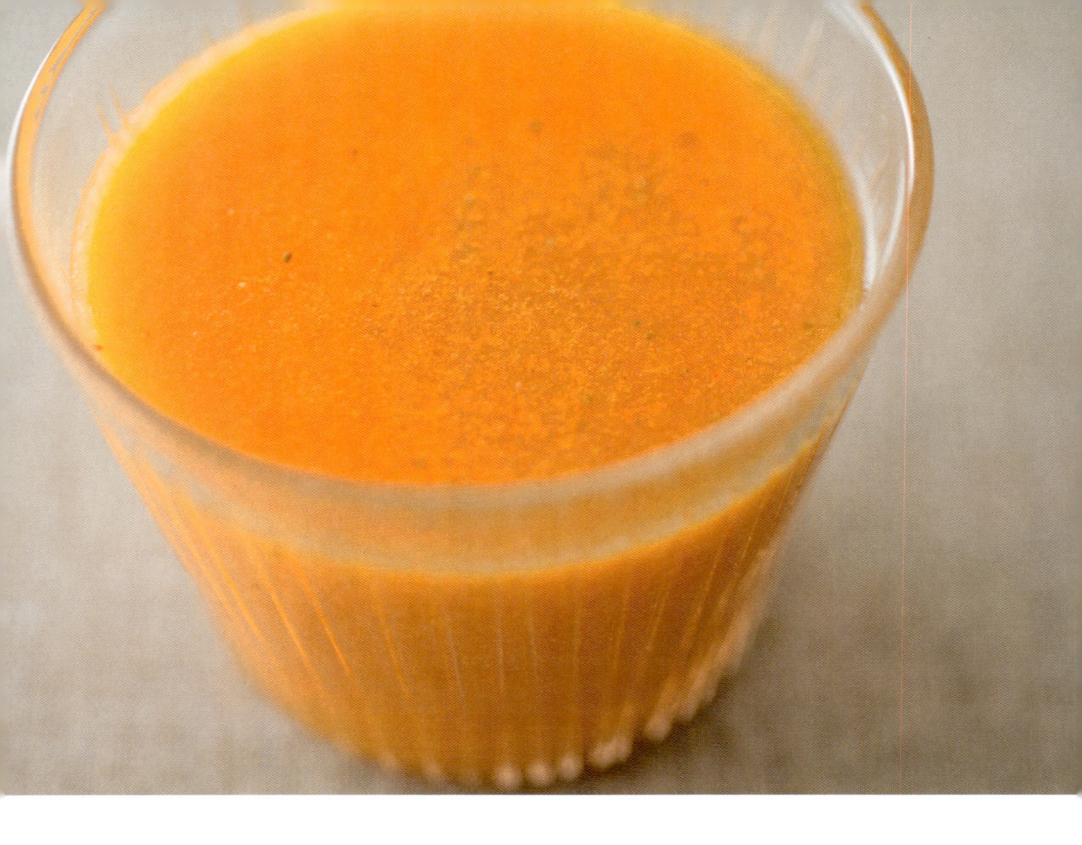

いちご ✚ みかん

元気なオレンジカラーのスムージーはビタミンたっぷり、
風邪気味のときのお助けドリンク！

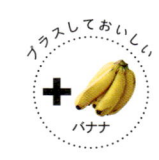

プラスしておいしい
✚
バナナ

■ 材料 (できあがり290g)

1 いちご … 8粒
　へたを除く
2 みかん … 2個
　皮をむき、4等分に分ける
3 水 … 50ml

■ 作り方

ミキサーにいちご、みかん、水を加え、
ふたをして攪拌する。

カロリー	98 kcal

食物繊維	2.8g
ビタミンC	107mg
ビタミンA	119μg
ビタミンE	1.0mg

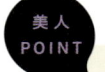

美人
POINT

風邪の予防におすすめ

抗酸化力の高いクリプトキサンチン
を多く含むみかんと、ビタミンCが豊
富ないちごとの相乗効果で免疫力
を高め、風邪を予防してくれます。

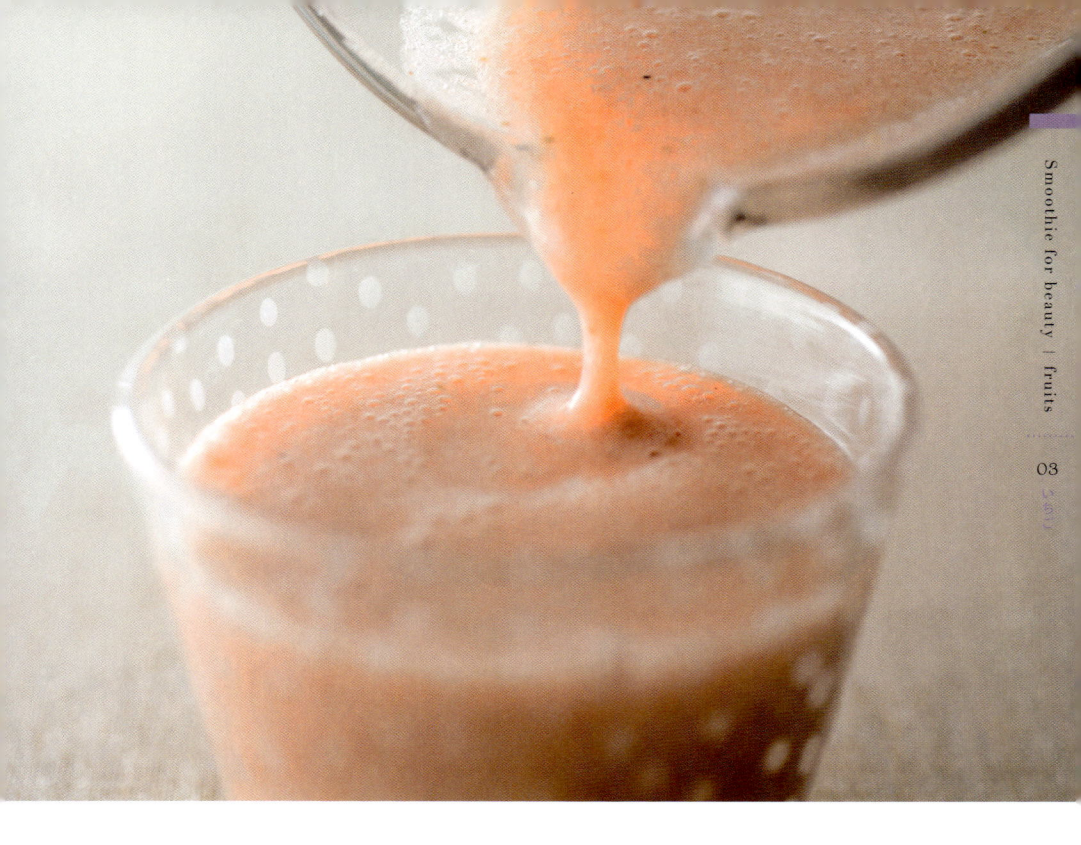

いちご ✛ バナナ

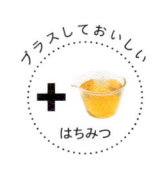

さくら色のかわいらしいスムージー。
とろりとした舌触りなので、ゆっくり飲んで満腹感up！

■ 材料 (できあがり190g)

1 いちご … 8粒
   へたを除く
2 バナナ … 1/2本
   皮をむき、一口大に切る
3 水 … 50ml

■ 作り方

ミキサーにいちご、バナナを入れ、水を加え、
ふたをして撹拌する。

カロリー	68kcal

食物繊維	1.8g
ビタミンC	68mg
ビタミンA	3μg
ビタミンE	0.6mg

美人
POINT

美肌づくりにおすすめ！
バナナの抗酸化力は完熟した時が
ピーク。皮にシュガースポット（茶色い
斑点）が出てきたものを使いましょう。

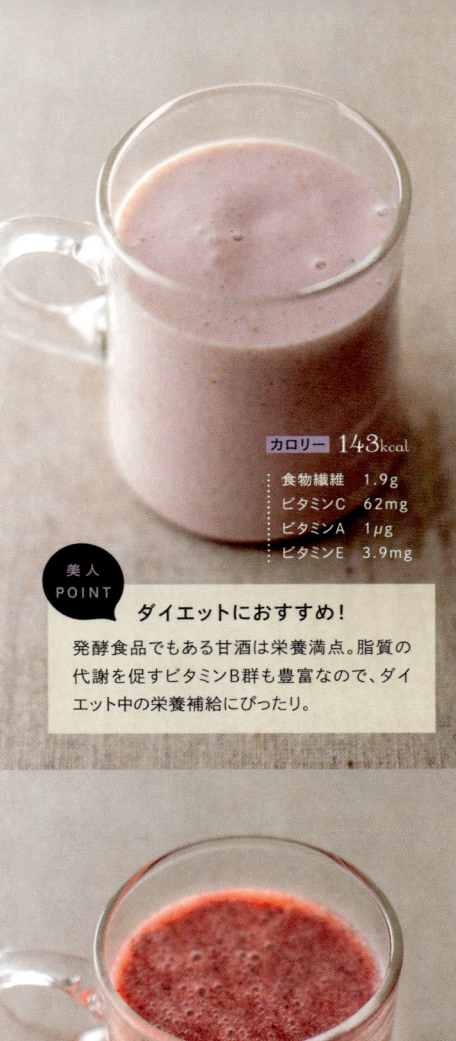

カロリー **143**kcal

食物繊維	1.9g
ビタミンC	62mg
ビタミンA	1μg
ビタミンE	3.9mg

美人 POINT

ダイエットにおすすめ！

発酵食品でもある甘酒は栄養満点。脂質の代謝を促すビタミンB群も豊富なので、ダイエット中の栄養補給にぴったり。

いちご ✚ 甘酒 ✚ 豆乳

米麹から作られた甘酒なら
ノンアルコールで栄養も満点！

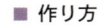

■ **材料**（できあがり270g）

1　いちご … 8粒
　　へたを除く
2　甘酒 … 大さじ1
3　豆乳 … 150ml

プラスしておいしい
✚ **バナナ**

■ **作り方**

ミキサーにいちご、甘酒を入れ、豆乳を加え、ふたをして攪拌する。

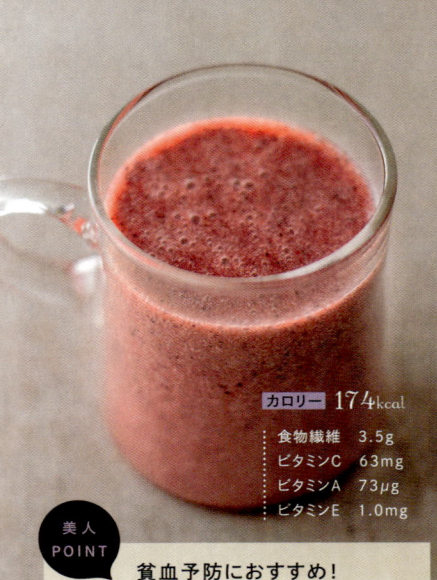

カロリー **174**kcal

食物繊維	3.5g
ビタミンC	63mg
ビタミンA	73μg
ビタミンE	1.0mg

美人 POINT

貧血予防におすすめ！

ドライフルーツのプルーンには鉄分をはじめミネラルが豊富です。いちごのビタミンCと一緒にとることで吸収率がアップします。

いちご ✚ プルーン ✚ 牛乳

甘酸っぱさのなかに旨みがしっかり。
女性にうれしい組み合わせ。

■ **材料**（できあがり280g）

1　いちご … 8粒
　　へたを除く
2　プルーン（ドライ）… 3粒
　　刻む
3　牛乳 … 100ml
4　水 … 50ml

プラスしておいしい
✚ **ラズベリー**

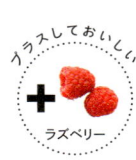

■ **作り方**

ミキサーにいちご、プルーンを入れ、
牛乳、水を加え、ふたをして攪拌する。

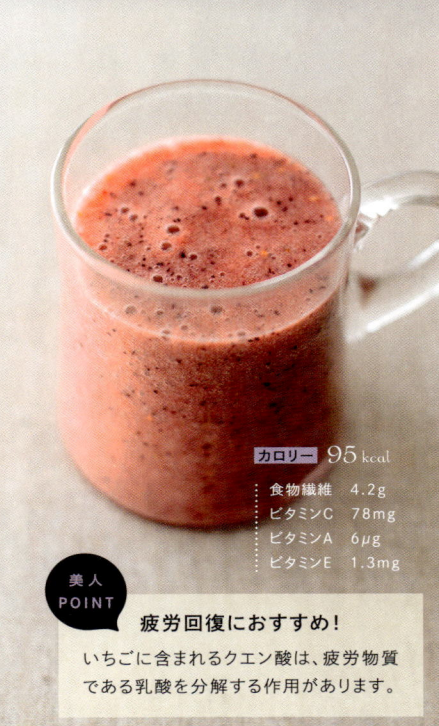

いちご ✚ バナナ ✚ ブルーベリー ✚ ラズベリー

トリプルベリーの酸味がジューシー!
疲れ目に効くポリフェノールもたっぷり!

■ **材料** (できあがり300g)

1 いちご … 8粒
　へたを除く
2 バナナ … 1/2本
　皮をむき、一口大に切る
3 ブルーベリー … 30g
4 ラズベリー … 30g
5 水 … 50ml

プラスしておいしい
➕
アサイー

■ **作り方**

ミキサーにいちご、バナナ、ブルーベリー、
ラズベリーを入れ、水を加え、ふたをして攪拌する。

カロリー 95 kcal

食物繊維　4.2g
ビタミンC　78mg
ビタミンA　6μg
ビタミンE　1.3mg

美人
POINT

疲労回復におすすめ!
いちごに含まれるクエン酸は、疲労物質
である乳酸を分解する作用があります。

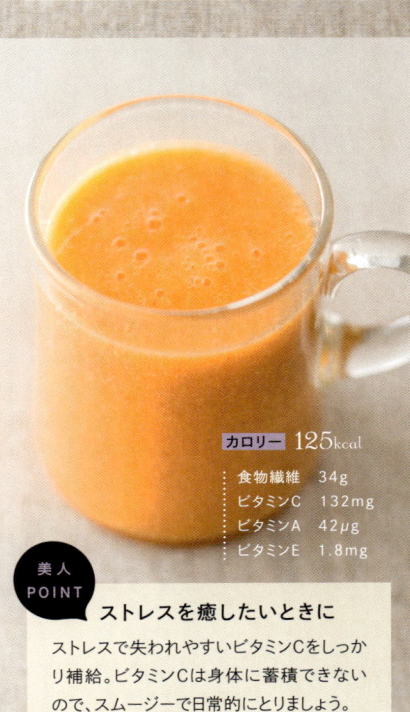

いちご ✚ オレンジ ✚ マンゴー

いちごとオレンジの甘酸っぱさに
マンゴーの濃厚なコクがマッチ!

■ **材料** (できあがり350g)

1 いちご … 8粒
　へたを除く
2 オレンジ … 1個
　薄皮を残して皮をむき、一口大に切る
3 マンゴー … 1/4個
　一口大に切り込みを入れ、皮を取る
4 水 … 50ml

■ **作り方**

ミキサーにいちご、オレンジ、マンゴーを入れ、
水を加え、ふたをして攪拌する。

カロリー 125 kcal

食物繊維　34g
ビタミンC　132mg
ビタミンA　42μg
ビタミンE　1.8mg

美人
POINT

ストレスを癒したいときに
ストレスで失われやすいビタミンCをしっか
り補給。ビタミンCは身体に蓄積できない
ので、スムージーで日常的にとりましょう。

04
パイナップル

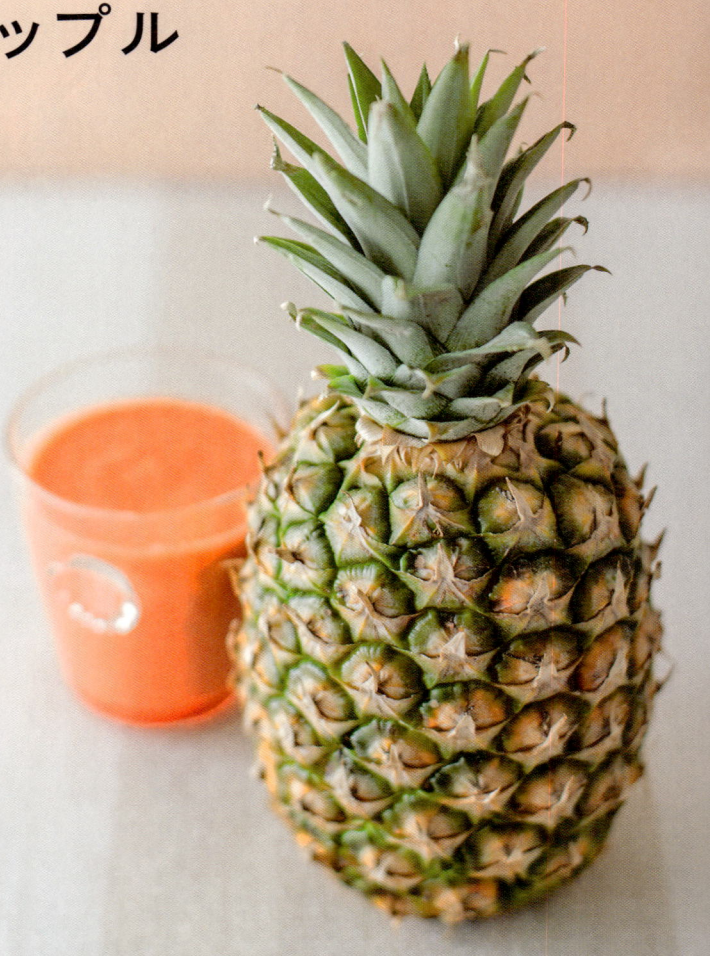

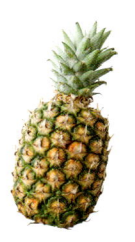

Asuna's advice!

豊かな香りで果汁が多く、甘味と酸味のバランスがよいパイナップル。疲労回復に効果のあるクエン酸や、むくみを予防するカリウムが多く含まれています。タンパク質を分解する酵素ブロメリンが豊富に含まれているのも特徴で、消化吸収を助け、胃もたれを防いでくれる効果があります。食物繊維も豊富なので、便秘解消をサポートしてくれます。

How to select

全体的に丸みがあり、下ぶくれの形のものを選びましょう。甘い香りがするかどうか、ずっしりとしているか、葉の色が濃い緑色かどうかも確認を。

成分（100gあたり）

エネルギー	51kcal
食物繊維総量	1.5g
ビタミンC	27mg
ビタミンA	3μg
ビタミンE	－ mg

おすすめの組み合わせ

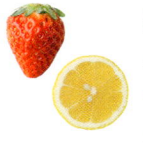

美肌づくり
パイナップル
＋ いちご ＋ レモン
40ページ

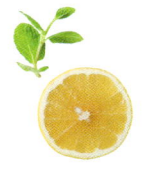

リフレッシュ
パイナップル
＋ グレープフルーツ ＋ ミント
41ページ

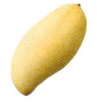

アンチエイジング
パイナップル
＋ マンゴー
42ページ

ダイエット
パイナップル
＋ ラズベリー
42ページ

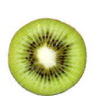

疲労回復
パイナップル ＋ キウイ
43ページ

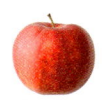

便秘改善
パイナップル ＋ りんご
43ページ

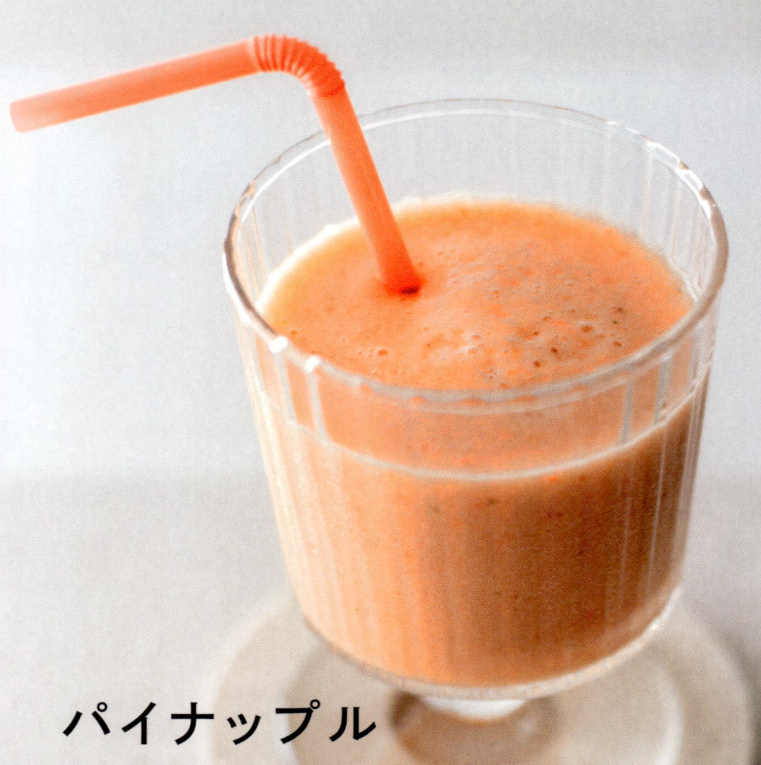

パイナップル ✚ いちご ✚ レモン

色もかわいい我が家の「乾杯スムージー」。
消化を助けてくれる女子好みの味。

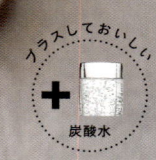
プラスしておいしい
炭酸水

■ 材料（できあがり220g）

1　パイナップル … 1/5個（100g）
　　皮と芯を除き、一口大に切る
2　いちご … 4粒
　　へたを除く
3　レモン … 1/4個
　　薄皮を残して皮をむき、一口大に切る
4　水 … 50ml

■ 作り方

ミキサーにパイナップル、いちご、レモンを入れ、
水を加え、ふたをして撹拌する。

カロリー 79 kcal

食物繊維	3.3g
ビタミンC	78mg
ビタミンA	4μg
ビタミンE	0.5mg

美人
POINT

美肌づくりにおすすめ！

パイナップルとレモンに含まれるク
エン酸によって血行がよくなり、ミ
ネラルの吸収が促進されるので、
ツヤのある白い肌に。

パイナップル ✛ グレープフルーツ ✛ ミント

清涼感のあるミントの香りで気分もすっきりする
ハーブスムージー。

■ 材料（できあがり270g）

1 パイナップル … 1/5個（100g）
　皮と芯を除き、一口大に切る
2 グレープフルーツ・ルビー … 1/2個
　薄皮を残して皮をむき、種を除いて
　一口大に切る
3 ミント … 大さじ1（2g）
4 炭酸水 … 50ml

■ 作り方

ミキサーにパイナップル、グレープフルーツ、
ミントを入れ、ふたをして攪拌する。
盛りつけたら、炭酸水を注ぎ、
トッピング用の
ミント（分量外）を飾る。

カロリー 97 kcal
食物繊維　2.3g
ビタミンC　70mg
ビタミンA　54μg
ビタミンE　0.5mg

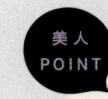

美人
POINT

**リフレッシュ
したいときに**

スペアミントの香り成分カルボン
や、グレープフルーツの香り成分リ
モネンにはリフレッシュ効果があり
ます。集中力を高めたいときにも。

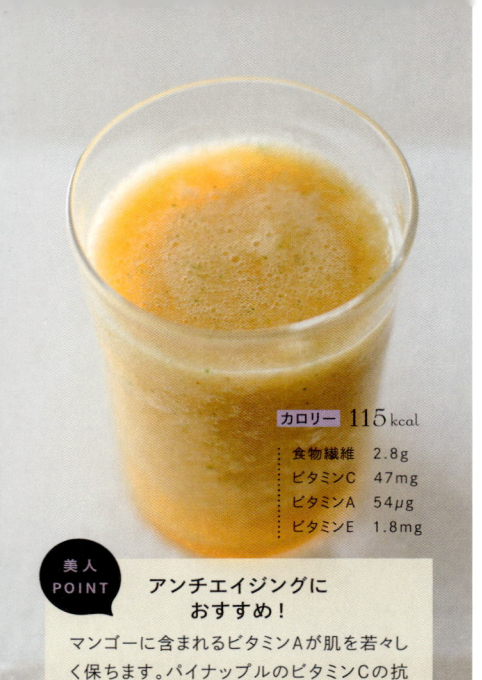

カロリー 115 kcal

食物繊維	2.8g
ビタミンC	47mg
ビタミンA	54μg
ビタミンE	1.8mg

美人 POINT

アンチエイジングに おすすめ！

マンゴーに含まれるビタミンAが肌を若々しく保ちます。パイナップルのビタミンCの抗酸化作用で相乗効果が期待できます。

パイナップル ✛ マンゴー

南国リゾートの気分になれる
はなやかな組み合わせ。

■ **材料**（できあがり250g）

1 パイナップル … 1/5個（100g）
　皮と芯を除き、一口大に切る
2 マンゴー … 1/2個
　一口大に切り込みを入れ、皮を取る
3 水 … 50ml

■ **作り方**

ミキサーにパイナップル、マンゴーを入れ、
水を加え、ふたをして攪拌する。

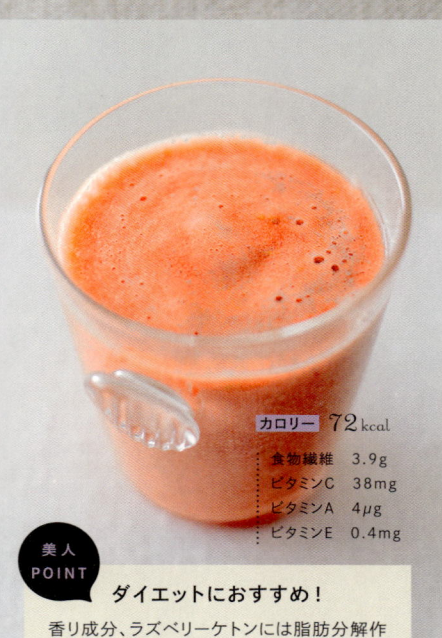

カロリー 72 kcal

食物繊維	3.9g
ビタミンC	38mg
ビタミンA	4μg
ビタミンE	0.4mg

美人 POINT

ダイエットにおすすめ！

香り成分、ラズベリーケトンには脂肪分解作用に役立つ働きがあります。ダイエット効果を上げるためにも運動前に飲むのがおすすめ。

パイナップル ✛ ラズベリー

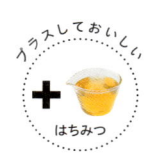
プラスしておいしい
➕
はちみつ

ボルドーカラーがかわいいスムージーは、
ちょっぴり酸味の強い甘酸っぱい味。
冷凍ものでも十分おいしくできます。

■ **材料**（できあがり200g）

1 パイナップル … 1/5個（100g）
　皮と芯を除き、一口大に切る
2 ラズベリー … 1/2カップ（50g）
3 水 … 50ml

■ **作り方**

ミキサーにパイナップル、ラズベリーを入れ、
水を加え、ふたをして攪拌する。

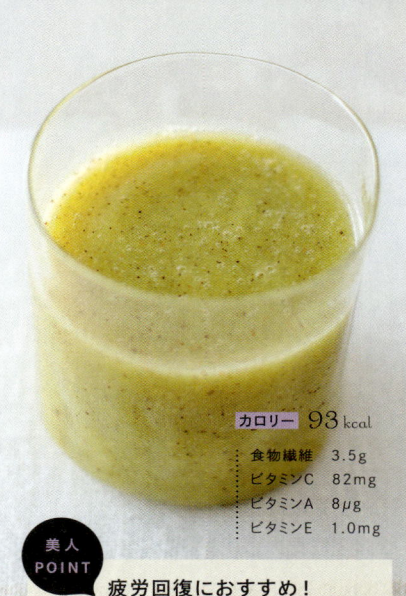

パイナップル + キウイ

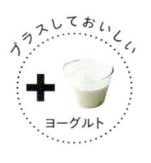

プラスしておいしい
+
ヨーグルト

パイナップルの甘みをキウイの酸味が
引き立てる、さっぱりとした口当たり。
タンパク質の分解酵素があるので、
肉料理の前後にもどうぞ。

■ **材料**（できあがり230g）

1 パイナップル … 1/5個（100g）
　皮と芯を除き、一口大に切る
2 キウイ … 1個
　皮をむき、一口大に切る
3 水 … 50ml

■ **作り方**

ミキサーにパイナップル、キウイを入れ、
水を加え、ふたをして攪拌する。

カロリー **93** kcal

食物繊維	3.5g
ビタミンC	82mg
ビタミンA	8μg
ビタミンE	1.0mg

美人
POINT

疲労回復におすすめ！
パイナップルとキウイにあるクエン酸が、
疲労物質の乳酸ができるのを抑制してく
れます。スポーツ後に飲むのもおすすめ。

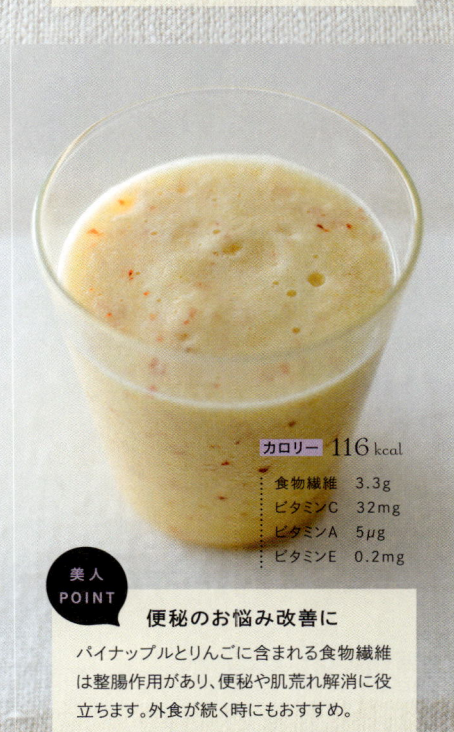

パイナップル + りんご

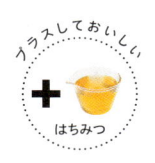

プラスしておいしい
+
はちみつ

飲みやすさNO.1の定番の組み合わせ。
甘みも強く、お子さんにも人気。

■ **材料**（できあがり270g）

1 パイナップル … 1/5個（100g）
　皮と芯を除き、一口大に切る
2 りんご … 1/2個
　種と芯を除き、一口大に切る
3 水 … 50ml

■ **作り方**

ミキサーにパイナップル、りんごを入れ、
水を加え、ふたをして攪拌する。

カロリー **116** kcal

食物繊維	3.3g
ビタミンC	32mg
ビタミンA	5μg
ビタミンE	0.2mg

美人
POINT

便秘のお悩み改善に
パイナップルとりんごに含まれる食物繊維
は整腸作用があり、便秘や肌荒れ解消に役
立ちます。外食が続く時にもおすすめ。

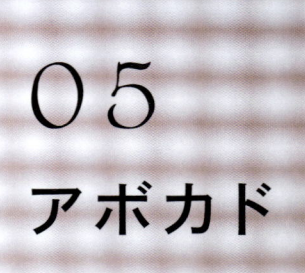

05

アボカド

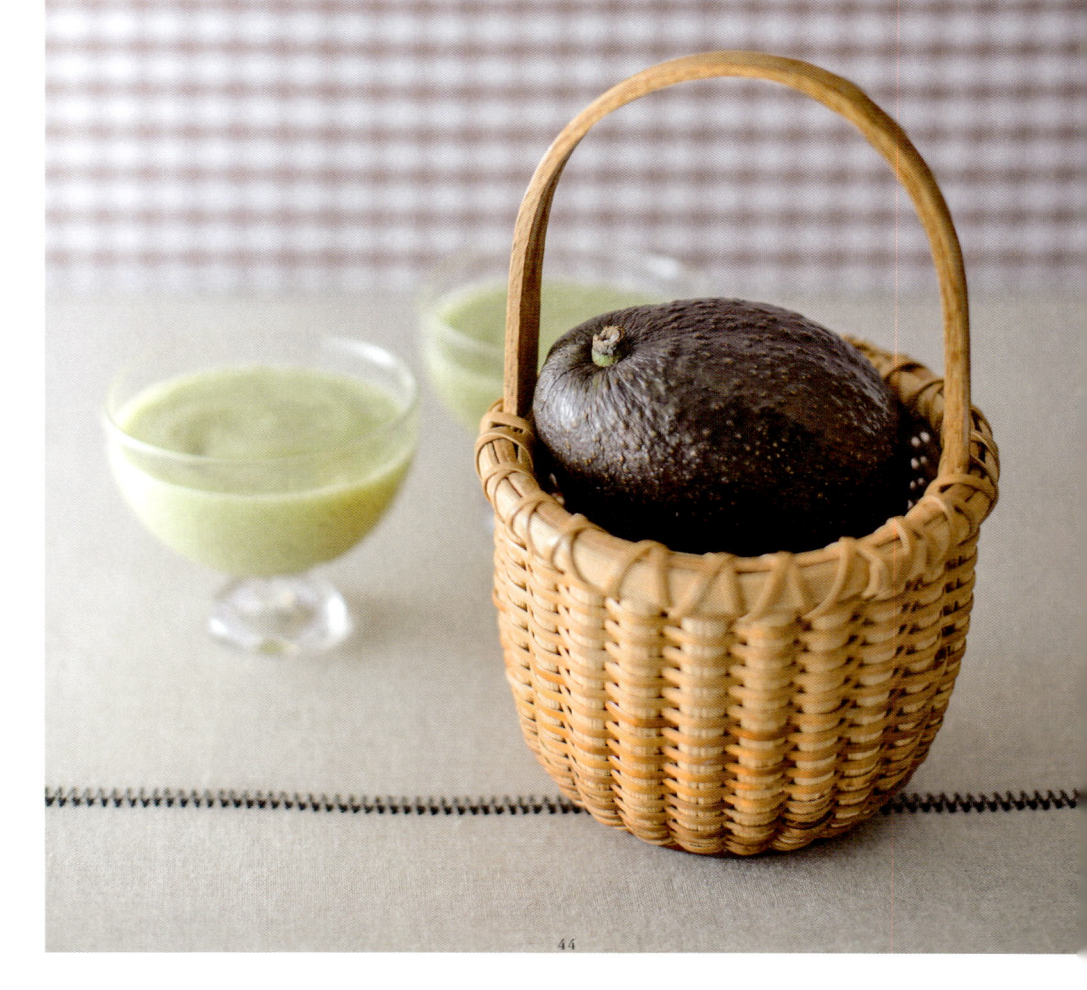

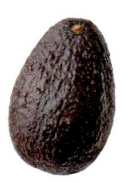

A s u n a's a d v i c e !

ビタミン・ミネラルなどを豊富に含み、良質な脂質が多く含まれていることから「森の
バター」と呼ばれているアボカド。クリーミーな口当たりが特徴です。コレステロール
を減らす働きがあるオレイン酸や、老化防止に役立つカリウムなどが豊富で、生活
習慣病予防に役立ちます。食物繊維も豊富なので便秘改善にも効果があります。

How to select

形がきれいで、色が濃く、皮にツヤがあるも
のを選びましょう。へたがついているかも確
認を。食べ頃は皮が黒みがかり、触ったと
きにやや弾力を感じるぐらいが目安です。

成分（100gあたり）

エネルギー	187kcal
食物繊維	5.3g
ビタミンC	15mg
ビタミンA	6μg
ビタミンE	3.3mg

おすすめの組み合わせ

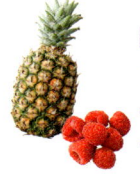

美肌づくり
アボカド
＋ パイナップル
＋ ラズベリー
47ページ

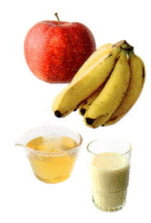

便秘改善
アボカド
＋ りんご ＋ バナナ
＋ はちみつ ＋ 豆乳
47ページ

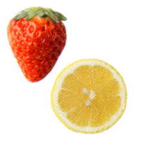

生活習慣病予防
アボカド
＋ いちご＋ レモン
48ページ

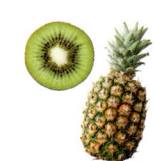

アンチエイジング
アボカド ＋ キウイ
＋ パイナップル
48ページ

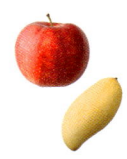

美肌づくり
アボカド ＋ りんご
＋ マンゴー
49ページ

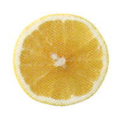

美肌づくり
アボカド
＋ グレープフルーツ
49ページ

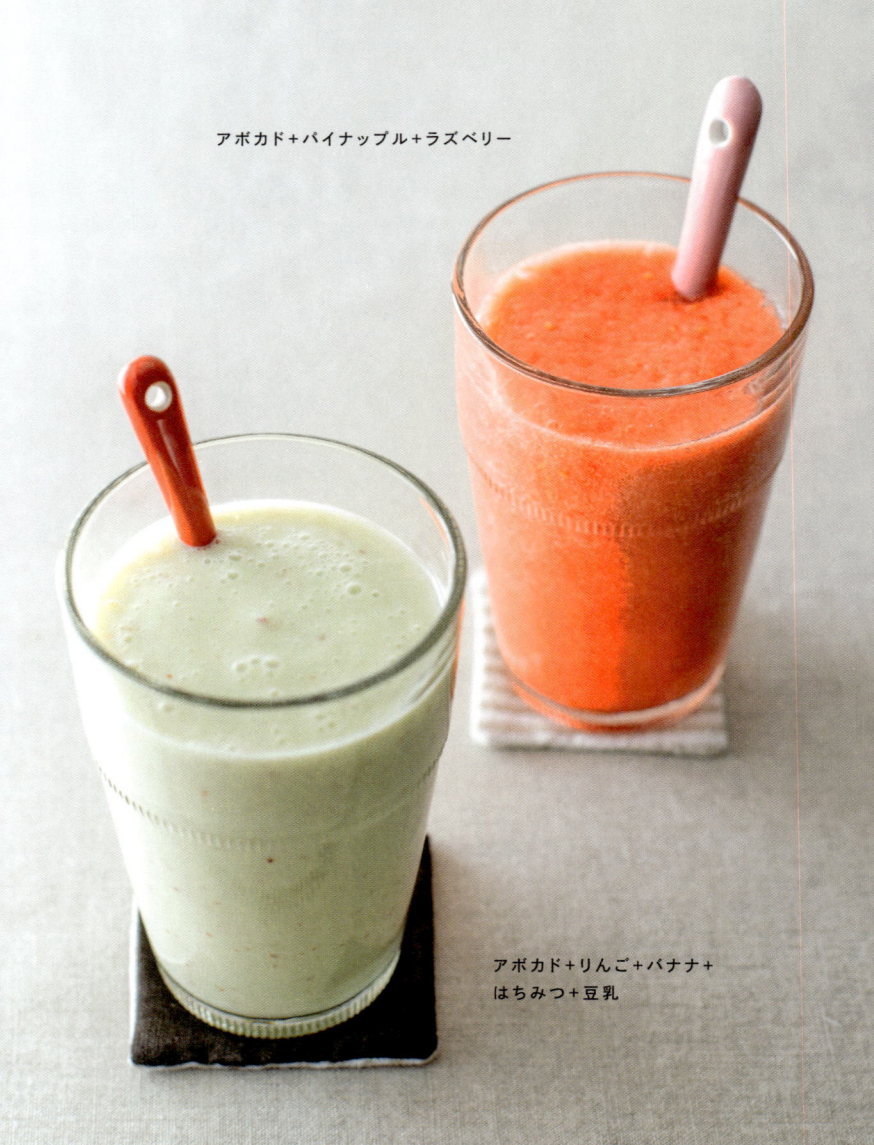

アボカド＋パイナップル＋ラズベリー

アボカド＋りんご＋バナナ＋
はちみつ＋豆乳

アボカド ✛ パイナップル ✛ ラズベリー

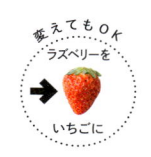

変えてもOK
ラズベリーを
➡
いちごに

パイナップルとラズベリーのフルーティーさがアボカドの青臭さをカバー。

■ **材料**（できあがり290g）

1 アボカド … 1/4個
  種と皮を除き、一口大に切る
2 パイナップル … 1/5個（100g）
  皮と芯を除き、一口大に切る
3 ラズベリー … 1/2カップ（50g）
4 水 … 100ml

■ **作り方**

ミキサーにアボカド、パイナップル、ラズベリーを
入れ、水を加え、ふたをして攪拌する。

カロリー 147 kcal

食物繊維	6.0g
ビタミンC	44mg
ビタミンA	6µg
ビタミンE	1.7mg

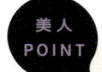
美人
POINT

美肌づくりにおすすめ！

ラズベリーに含まれるエラグ酸に
はシミやそばかすを防ぐ働きがあ
ります。パイナップルのビタミンCと
アボカドのビタミンEとの相乗効果
で肌美人に。

アボカド ✛ りんご ✛ バナナ ✛ はちみつ ✛ 豆乳

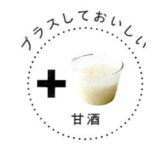

プラスしておいしい
+
甘酒

胃腸を整える食物繊維たっぷりのおなかにやさしいスムージー。

■ **材料**（できあがり360g）

1 アボカド … 1/4個
  種と皮を除き、一口大に切る
2 りんご … 1/4個
  種と芯を除き、一口大に切る
3 バナナ … 1/2本
  皮をむき、一口大に切る
4 はちみつ … 大さじ1/2
5 豆乳 … 100ml
6 水 … 100ml

カロリー 236 kcal

食物繊維	4.2g
ビタミンC	11mg
ビタミンA	4µg
ビタミンE	3.8mg

■ **作り方**

ミキサーにアボカド、りんご、バナナ、
はちみつを入れ、豆乳、水を加え、
ふたをして攪拌する。

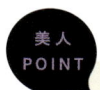
美人
POINT

便秘のお悩み改善に

アボカドとりんごに含まれる豊富な
食物繊維や、豆乳の大豆オリゴ糖
が腸内環境を整えてくれます。

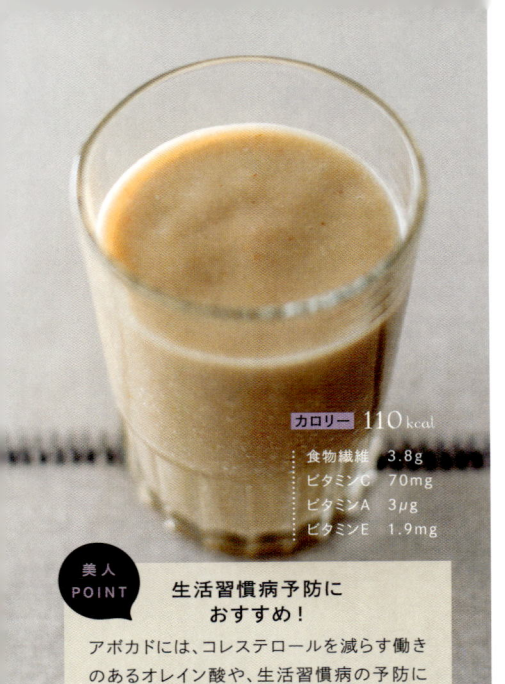

カロリー 110 kcal

食物繊維	3.8g
ビタミンC	70mg
ビタミンA	3μg
ビタミンE	1.9mg

美人POINT

**生活習慣病予防に
おすすめ！**

アボカドには、コレステロールを減らす働き
のあるオレイン酸や、生活習慣病の予防に
効果のあるビタミンEが豊富です。

アボカド ＋ いちご ＋ レモン

クリーミーなアボカドとフレッシュないちごの
甘酸っぱさが好相性。腹もちがいいので、
朝ごはんの代わりにもおすすめ。

■ 材料 (できあがり250g)

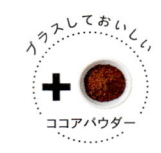

プラスしておいしい
ココアパウダー

1 アボカド … 1/4個
　種と皮を除き、一口大に切る
2 いちご … 7粒
　へたを除く
3 レモン … 1/8個
　薄皮を残して皮をむき、一口大に切る
4 水 … 100ml

■ 作り方

ミキサーにアボカド、いちご、レモンを入れ、
水を加え、ふたをして攪拌する。

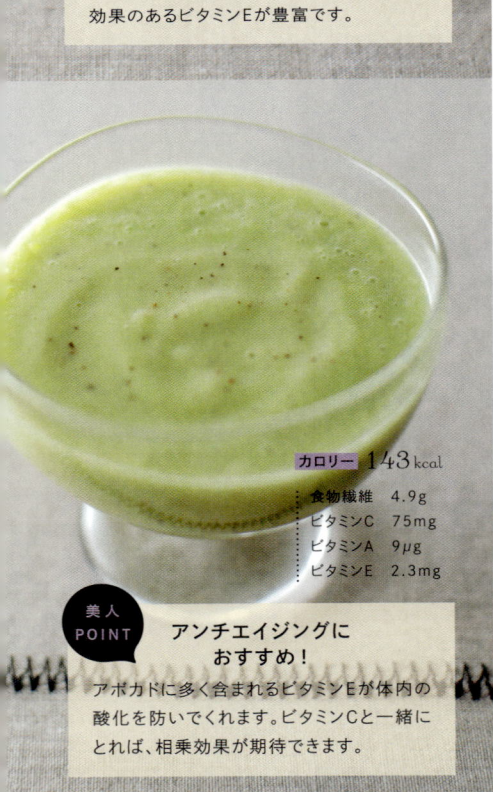

カロリー 143 kcal

食物繊維	4.9g
ビタミンC	75mg
ビタミンA	9μg
ビタミンE	2.3mg

美人POINT

**アンチエイジングに
おすすめ！**

アボカドに多く含まれるビタミンEが体内の
酸化を防いでくれます。ビタミンCと一緒に
とれば、相乗効果が期待できます。

アボカド ＋ キウイ ＋ パイナップル

パイナップルの甘さに、
キウイのすっきりとした香りでさっぱり飲めます。
いつまでも若々しく元気でいたいときに。

■ 材料 (できあがり270g)

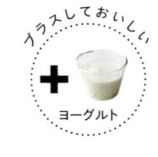

プラスしておいしい
ヨーグルト

1 アボカド … 1/4個
　種と皮を除き、一口大に切る
2 キウイ … 1個
　皮をむき、一口大に切る
3 パイナップル … 1/10個(50g)
　皮と芯を除き、一口大に切る
4 水 … 100ml

■ 作り方

ミキサーにアボカド、キウイ、パイナップルを
入れ、水を加え、ふたをして攪拌する。

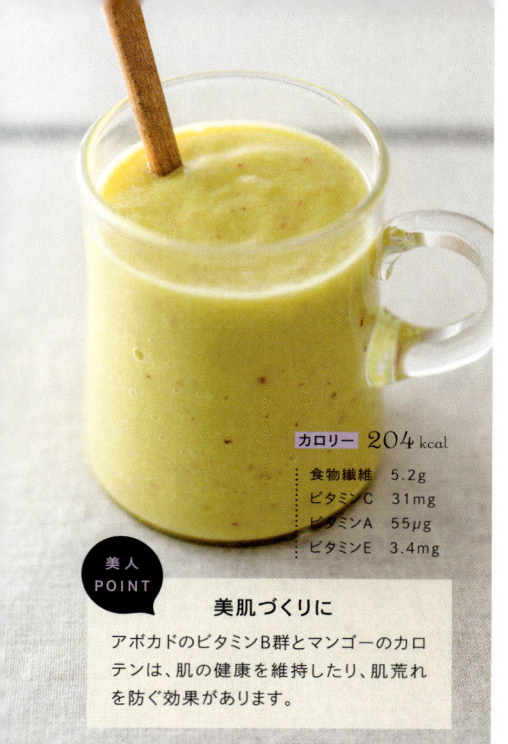

カロリー 204 kcal

食物繊維	5.2g
ビタミンC	31mg
ビタミンA	55μg
ビタミンE	3.4mg

美人 POINT

美肌づくりに

アボカドのビタミンB群とマンゴーのカロテンは、肌の健康を維持したり、肌荒れを防ぐ効果があります。

アボカド ✤ りんご ✤ マンゴー

とろりとしたコクのある濃厚な味わいのスムージー。りんごで飲みやすさもアップ。

■ **材料** (できあがり390g)

1 アボカド … 1/4個
　種と皮を除き、一口大に切る
2 りんご … 1/2個
　種と芯を除き、一口大に切る
3 マンゴー … 1/2個
　一口大に切り込みを入れ、皮を取る
4 水 … 130ml

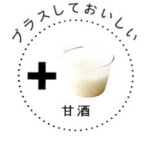

プラスしておいしい
+ 甘酒

■ **作り方**

ミキサーにアボカド、りんご、マンゴーを入れ、水を加え、ふたをして攪拌する。

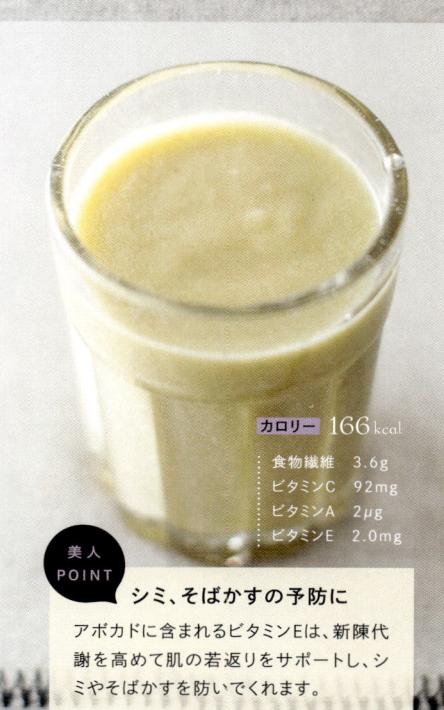

カロリー 166 kcal

食物繊維	3.6g
ビタミンC	92mg
ビタミンA	2μg
ビタミンE	2.0mg

美人 POINT

シミ、そばかすの予防に

アボカドに含まれるビタミンEは、新陳代謝を高めて肌の若返りをサポートし、シミやそばかすを防いでくれます。

アボカド ✤ グレープフルーツ

こっくりとした味にグレープフルーツの酸味がマッチ。

■ **材料** (できあがり280g)

1 アボカド … 1/4個
　種と皮を除き、一口大に切る
2 グレープフルーツ・ルビー … 1個
　薄皮を残して皮をむき、種を除いて
　一口大に切る

■ **作り方**

ミキサーにアボカド、グレープフルーツを入れ、ふたをして攪拌する。

Dressing Recipe

ここではスムージーづくりのノウハウを応用してできる
野菜の香りもフレッシュなドレッシングをご紹介します。
手作りなので安心、安全。保存は冷蔵庫で1週間もちます。

ドレッシングの作り方（4種共通）

ミキサーに材料を入れ、
ふたをして攪拌する。

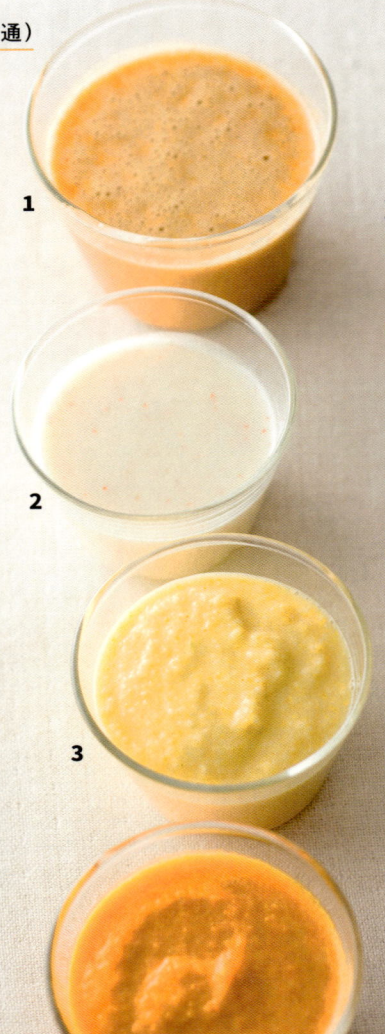

1 ごまドレッシング

ごまの風味が豊かに香る、
みんな大好きごまドレ風。

■ **材料**（できあがり580g）

1 玉ねぎ … 1/2個（100g）
　皮をむき、一口大に切る
2 にんじん … 1/2本
　一口大に切る
3 白ごま … 20g
4 にんにく … 1かけ
5 サラダ油 … 1カップ強（200g）
6 酢 … 大さじ3・1/2
7 しょう油 … 100g
8 はちみつ … 大さじ2

2 フレンチドレッシング

便秘解消に効果的！

■ **材料**（できあがり500g）

1 玉ねぎ … 100g
　皮をむき、一口大に切る
2 りんご … 100g
　種と芯を除き、一口大に切る
3 にんにく … 1かけ
4 サラダ油 … 大さじ5
5 酢 … 大さじ2
6 塩 … 小さじ1/2

3 コーンドレッシング

甘いコーンの香りは
お子さんに人気！

■ **材料**（できあがり270g）

1 コーン（缶詰） … 190g
2 サラダ油 … 大さじ4
3 酢 … 大さじ2
4 塩 … 小さじ1

4 にんじんドレッシング

グリーンサラダと鮮やかな
オレンジ色が好相性！

■ **材料**（できあがり390g）

1 にんじん … 1本
　一口大に切る
2 玉ねぎ … 1/2個（100g）
　皮をむき、一口大に切る
3 オリーブオイル … 大さじ4
4 しょう油 … 50g
5 酢 … 40g
6 はちみつ … 大さじ1
7 みりん … 大さじ1

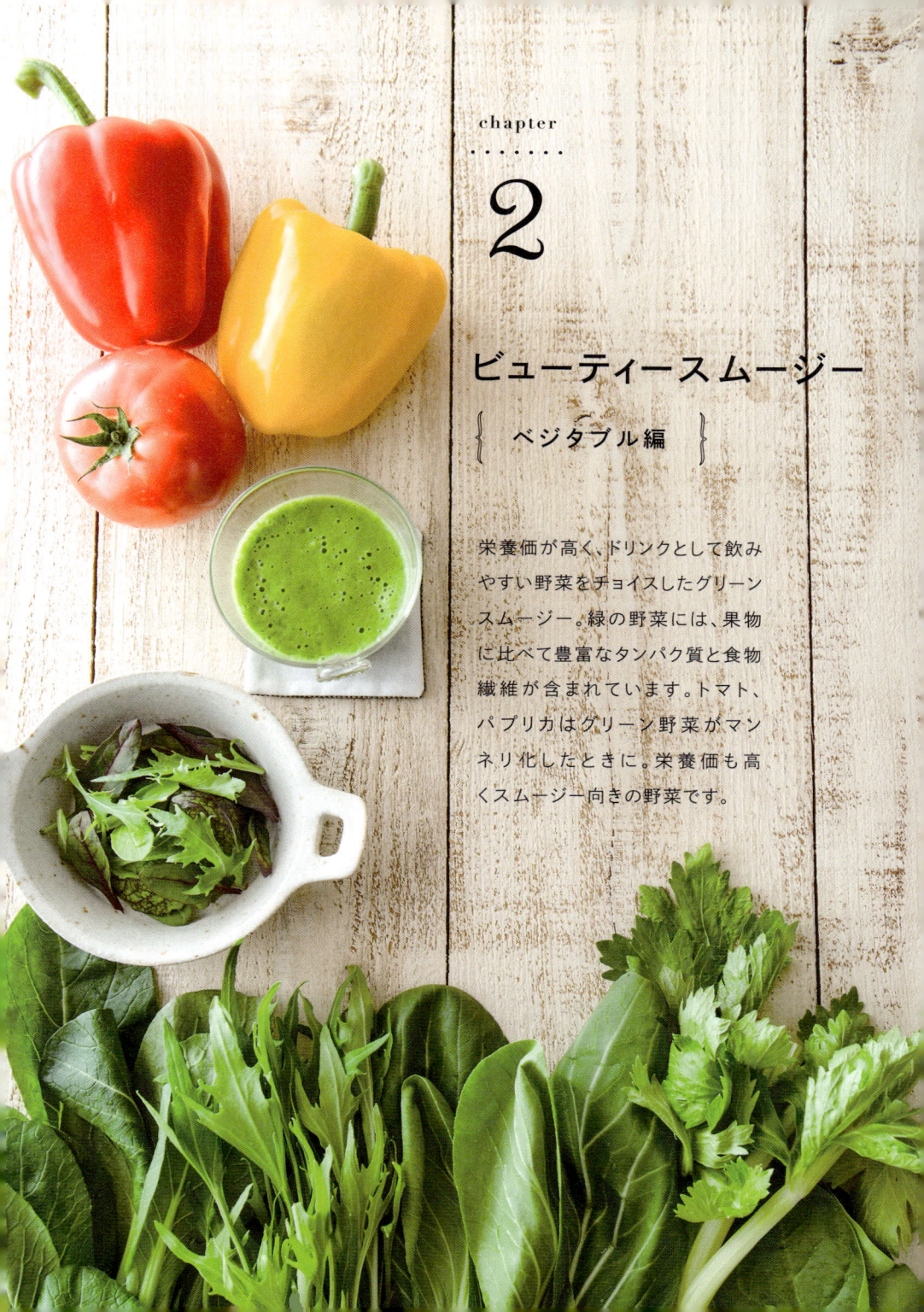

ビューティースムージー

{ ベジタブル編 }

栄養価が高く、ドリンクとして飲み
やすい野菜をチョイスしたグリーン
スムージー。緑の野菜には、果物
に比べて豊富なタンパク質と食物
繊維が含まれています。トマト、
パプリカはグリーン野菜がマン
ネリ化したときに。栄養価も高
くスムージー向きの野菜です。

01

小松菜

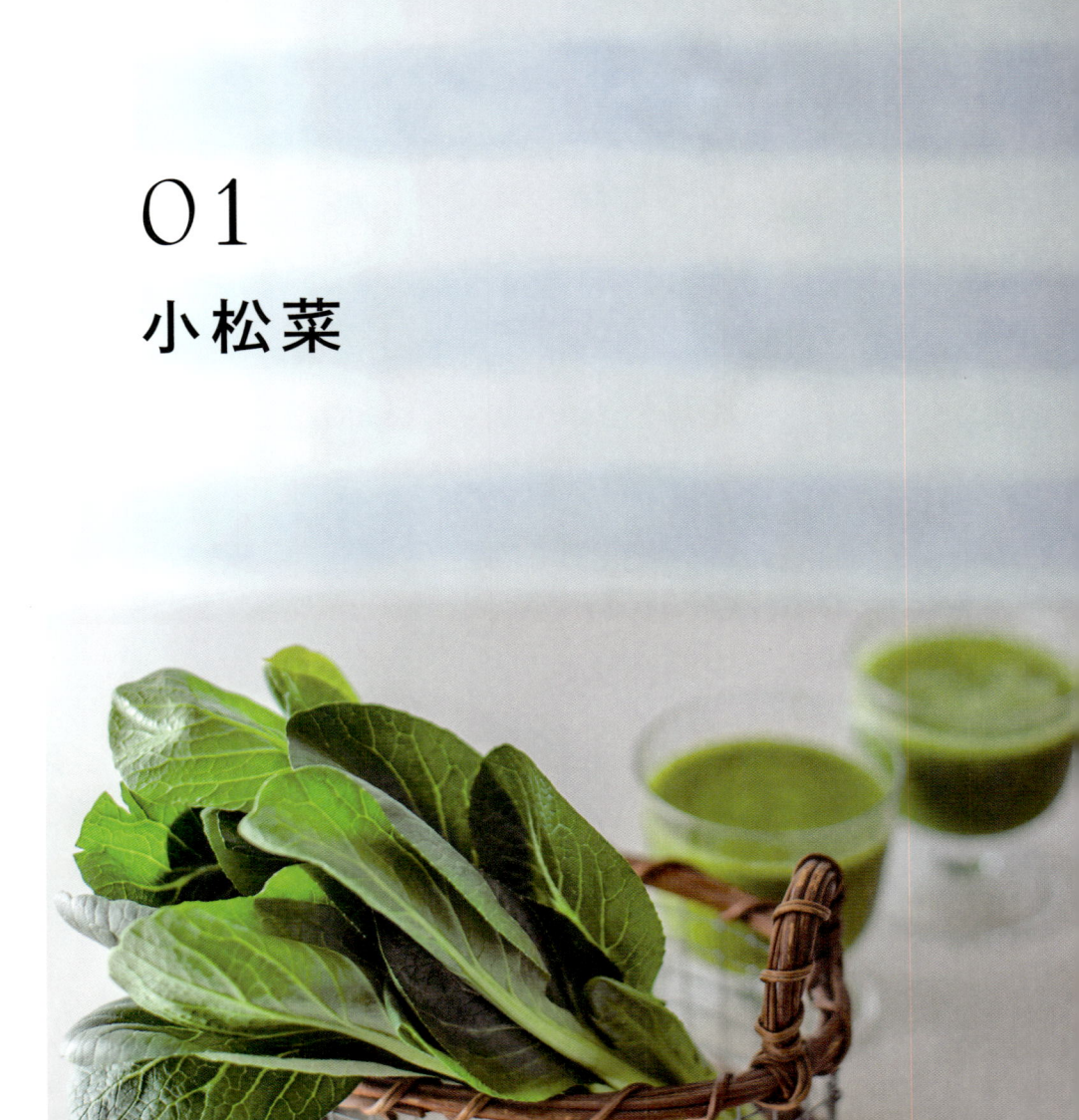

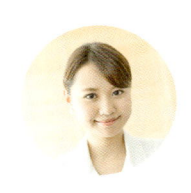

Asuna's advice!

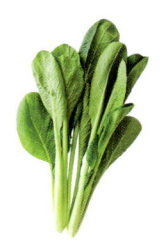

緑黄色野菜の小松菜はバランスよく栄養素が含まれていますが、とくにカルシウムの含有量は、野菜の中でもトップクラス！ 骨粗しょう症の予防やストレスを感じている人におすすめです。抗酸化作用のあるビタミンAやビタミンC、ビタミンEも含まれて、美容の強い味方にも。アクが少なく、相性のよい食材が多いので、スムージー向きの野菜です。

How to select

葉の緑色が濃く、葉先までピンと張ったものを選びましょう。大きな葉のものは味が濃くなり、小ぶりのものはやさしい味に。通年手に入りますが、旬は冬の野菜です。

成分（100gあたり）

エネルギー	14kcal
食物繊維	1.9g
ビタミンC	39mg
ビタミンA	260μg
ビタミンE	0.9mg

おすすめの組み合わせ

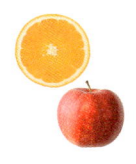

美肌づくり
小松菜 ✛ オレンジ ✛ りんご
55ページ

貧血予防
小松菜 ✛ パイナップル
55ページ

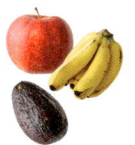

栄養補給
小松菜 ✛ りんご ✛ バナナ ✛ アボカド
56ページ

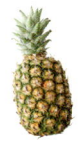

美肌づくり
小松菜 ✛ もも ✛ みかん ✛ りんご
56ページ

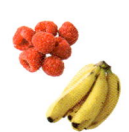

ダイエット
小松菜 ✛ ラズベリー ✛ バナナ
57ページ

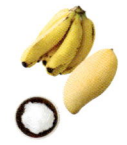

デトックス
小松菜 ✛ バナナ ✛ マンゴー ✛ ココナッツオイル
57ページ

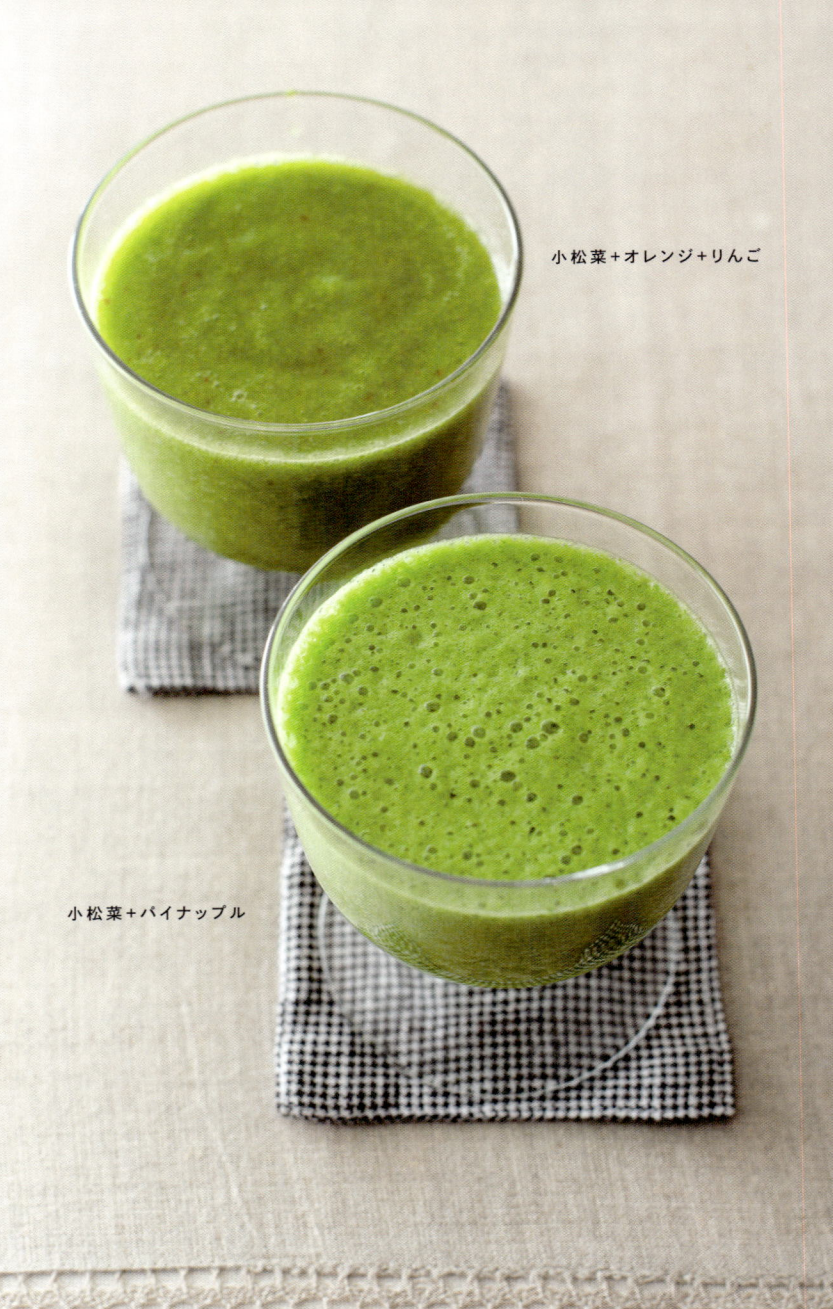

小松菜＋オレンジ＋りんご

小松菜＋パイナップル

小松菜 ✚ オレンジ ✚ りんご

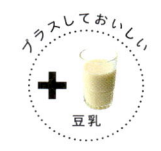
豆乳

グリーン系スムージーの定番レシピなので、はじめての方にもおすすめ。
慣れてきたら小松菜の量を増やしてカルシウムupを!

■ **材料** (できあがり340g)

1 小松菜 … 4枚
　根元を除き、ざく切り
2 オレンジ … 1個
　薄皮を残して皮をむき、一口大に切る
3 りんご … 1/2個
　種と芯を除き、一口大に切る
4 水 … 50ml

■ **作り方**

ミキサーに小松菜、オレンジ、りんごを入れ、
水を加え、ふたをして攪拌する。

カロリー	126 kcal
食物繊維	3.6g
ビタミンC	73mg
ビタミンA	69μg
ビタミンE	0.9mg

美人 POINT

美肌づくりにおすすめ!

食物繊維が豊富な小松菜と整腸作用のあるペクチンを含むりんごの組み合わせで便秘も解消。デトックス作用で美肌効果が期待できます。

小松菜 ✚ パイナップル

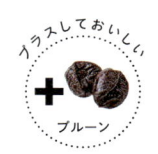
プルーン

生で食べてもクセのない小松菜は、
シンプルな組み合わせができる野菜。
パイナップルの甘さで飲みやすい。

■ **材料** (できあがり170g)

1 小松菜 … 4枚
　根元を除き、ざく切り
2 パイナップル … 1/5個(100g)
　皮と芯を除き、一口大に切る
3 水 … 50ml

■ **作り方**

ミキサーに小松菜、パイナップルを入れ、
水を加え、ふたをして攪拌する。

カロリー	54 kcal
食物繊維	1.9g
ビタミンC	35mg
ビタミンA	55μg
ビタミンE	0.2mg

美人 POINT

貧血予防におすすめ!

小松菜に含まれる鉄分はパイナップルのビタミンCを一緒にとることで、吸収が高まります。

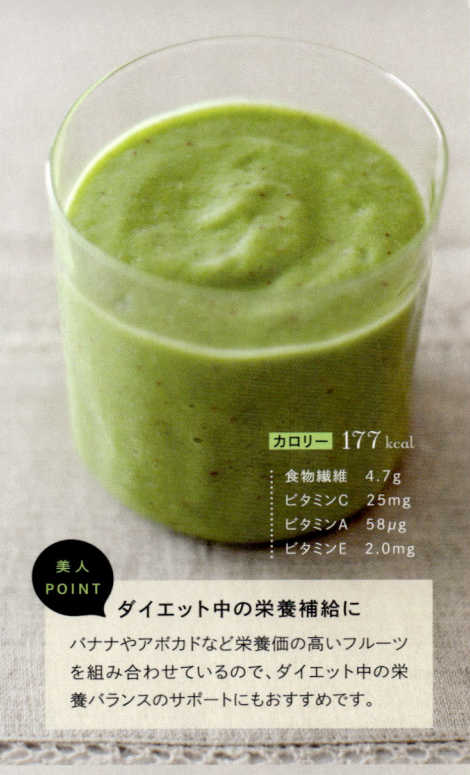

カロリー **177** kcal

食物繊維	4.7g
ビタミンC	25mg
ビタミンA	58µg
ビタミンE	2.0mg

美人
POINT

ダイエット中の栄養補給に

バナナやアボカドなど栄養価の高いフルーツ
を組み合わせているので、ダイエット中の栄
養バランスのサポートにもおすすめです。

小松菜 ✚ りんご ✚ バナナ ✚ アボカド

とろりとした食感。スプーンで
飲めば満足感も得られます。

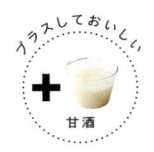
プラスしておいしい
✚
甘酒

■ **材料**（できあがり320g）

1 小松菜 … 4枚
　根元を除き、
　ざく切り

2 りんご … 1/2個
　種と芯を除き、
　一口大に切る

3 バナナ … 1/2本
　皮をむき、
　一口大に切る

4 アボカド … 1/4個
　種と皮を除き、
　一口大に切る

5 水 … 100ml

■ **作り方**

ミキサーに小松菜、りんご、バナナ、アボカドを
入れ、水を加え、ふたをして攪拌する。

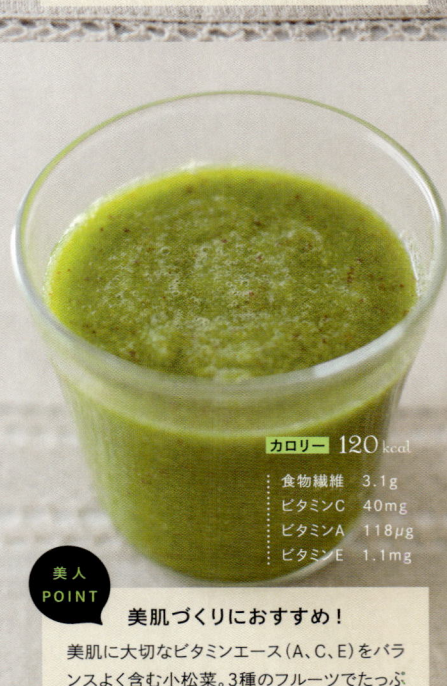

カロリー **120** kcal

食物繊維	3.1g
ビタミンC	40mg
ビタミンA	118µg
ビタミンE	1.1mg

美人
POINT

美肌づくりにおすすめ！

美肌に大切なビタミンエース（A、C、E）をバラ
ンスよく含む小松菜。3種のフルーツでたっぷ
りのビタミンCを加えて、肌のトラブル改善に。

小松菜 ✚ もも ✚ みかん ✚ りんご

フルーツたっぷりの甘い
スムージーは、お子さんにおすすめ。

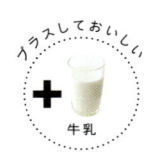
プラスしておいしい
✚
牛乳

■ **材料**（できあがり360g）

1 小松菜 … 4枚
　根元を除き、
　ざく切り

2 もも … 1/4個
　皮をむき、種を
　除いて一口大に切る

3 みかん … 1個
　皮をむき、
　4等分に分ける

4 りんご … 1/2個
　種と芯を除き、
　一口大に切る

5 水 … 100ml

■ **作り方**

ミキサーに小松菜、もも、みかん、りんごを入れ、
水を加え、ふたをして攪拌する。

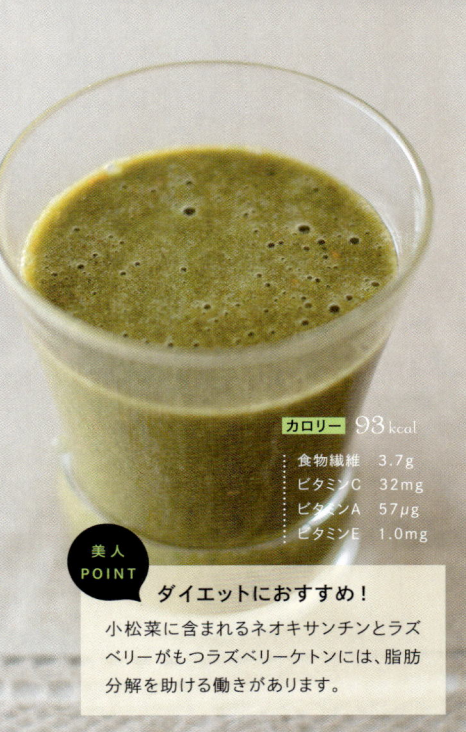

カロリー 93kcal

食物繊維	3.7g
ビタミンC	32mg
ビタミンA	57μg
ビタミンE	1.0mg

美人 POINT

ダイエットにおすすめ！
小松菜に含まれるネオキサンチンとラズベリーがもつラズベリーケトンには、脂肪分解を助ける働きがあります。

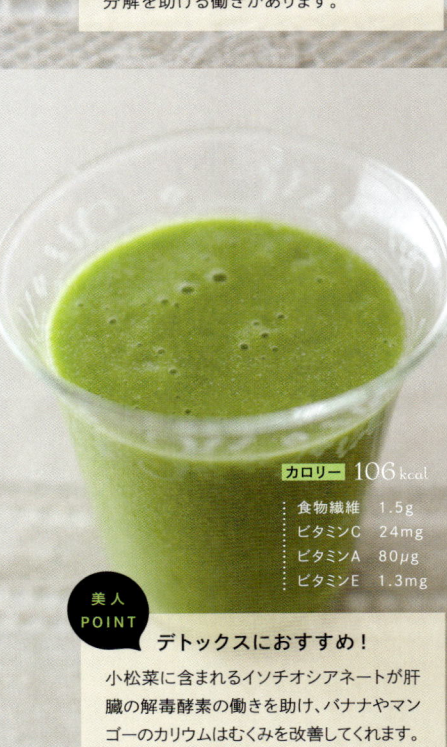

カロリー 106kcal

食物繊維	1.5g
ビタミンC	24mg
ビタミンA	80μg
ビタミンE	1.3mg

美人 POINT

デトックスにおすすめ！
小松菜に含まれるイソチオシアネートが肝臓の解毒酵素の働きを助け、バナナやマンゴーのカリウムはむくみを改善してくれます。

小松菜 ✚ ラズベリー ✚ バナナ

バナナ味にラズベリーの
酸味が香るスムージー。
熟したバナナで免疫力up！

変えてもOK
ラズベリーを
➡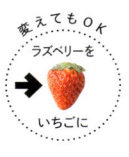
いちごに

■ **材 料**（できあがり250g）

1 小松菜 … 4枚
　根元を除き、ざく切り
2 ラズベリー … 1/2カップ（50g）
3 バナナ … 1本
　皮をむき、一口大に切る
4 水 … 100ml

■ **作り方**

ミキサーに小松菜、ラズベリー、バナナを入れ、
水を加え、ふたをして攪拌する。

小松菜 ✚ バナナ ✚ マンゴー ✚ ココナッツオイル

南国フルーツとココナッツオイルで
甘くとろけるサマースムージー！

■ **材 料**（できあがり210g）

1 小松菜 … 4枚
　根元を除き、
　ざく切り
2 バナナ 1/2本
　皮をむき、
　一口大に切る
3 マンゴー … 1/4個
　一口大に切り込みを
　入れ、皮を取る
4 ココナッツオイル
　… 小さじ1
5 水 … 100ml

■ **作り方**

ミキサーに小松菜、バナナ、マンゴーを入れ、
ココナッツオイル、水を加え、ふたをして攪拌する。

02

サラダほうれん草

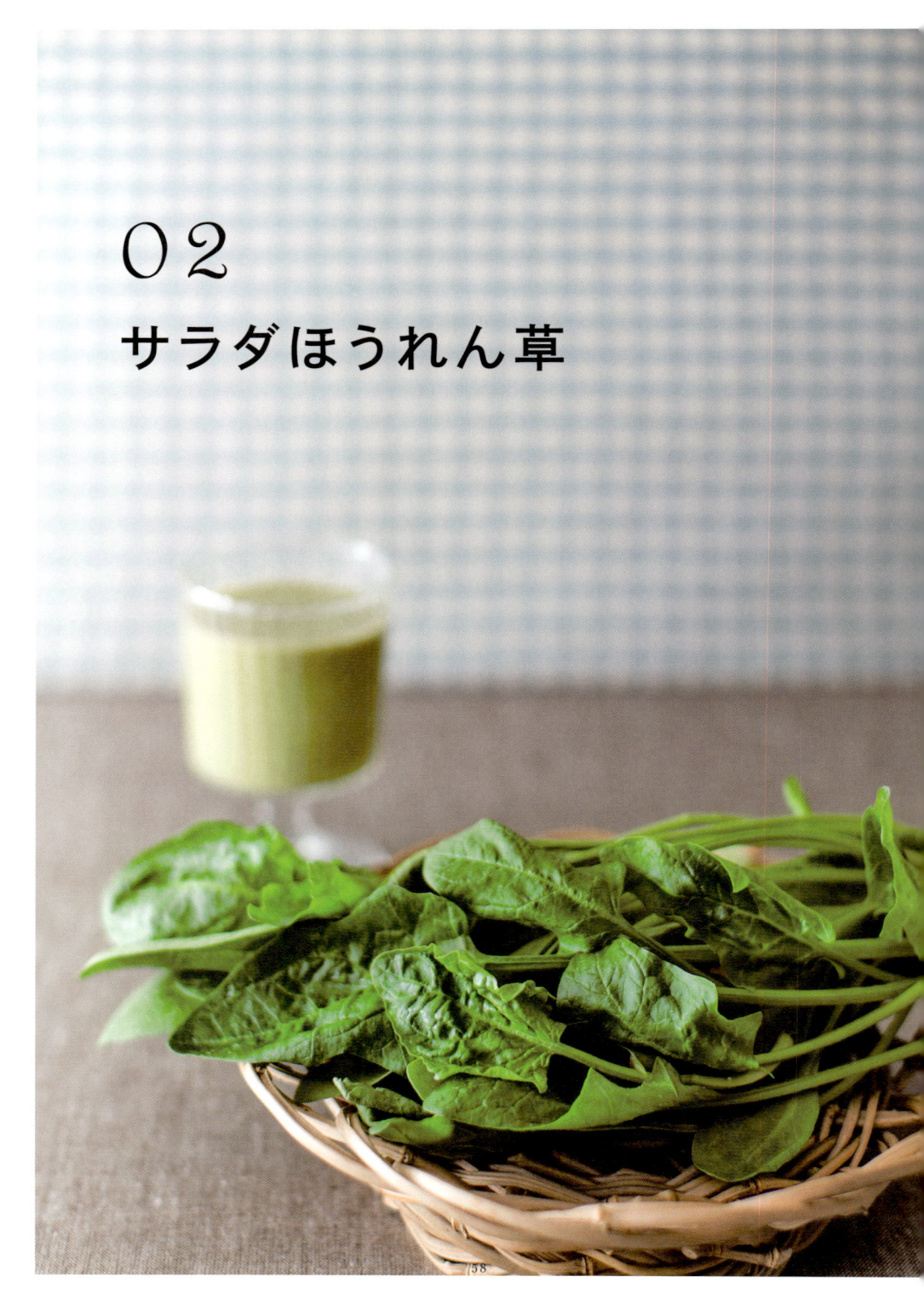

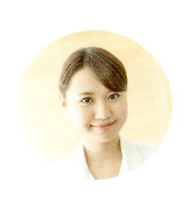

Asuna's advice!

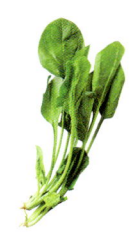

生で食べられるアクの少ないほうれん草なので、ゆでると流出しやすいビタミンCもそのままとれるのが魅力。ビタミン・ミネラルをバランスよく含む栄養価の高い野菜です。造血ビタミンと呼ばれる葉酸や鉄分も豊富なので、貧血気味の人にはとくにおすすめ。茎も細くてやわらかく、飲み口よく仕上がるので、スムージーに向いています。

How to select

葉の緑色が濃く、みずみずしくハリのあるもの。とくに根の切り口がみずみずしいかもチェックを。通年手に入りますが、ほうれん草は冬が旬です。

成分（100gあたり）

エネルギー	20kcal
食物繊維	2.8g
ビタミンC	35mg
ビタミンA	350μg
ビタミンE	2.1mg

おすすめの組み合わせ

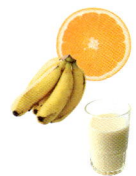

イライラ解消
サラダほうれん草 ＋ バナナ ＋ オレンジ ＋ 豆乳
60ページ

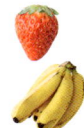

貧血予防
サラダほうれん草 ＋ いちご ＋ バナナ
61ページ

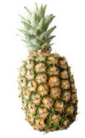

貧血予防
サラダほうれん草 ＋ パイナップル
62ページ

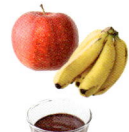

美肌づくり
サラダほうれん草 ＋ アサイー ＋ りんご ＋ バナナ
62ページ

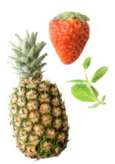

冷え改善
サラダほうれん草 ＋ パイナップル ＋ いちご ＋ ミント
63ページ

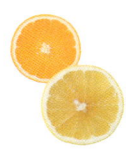

リラックス
サラダほうれん草 ＋ オレンジ ＋ グレープフルーツ
63ページ

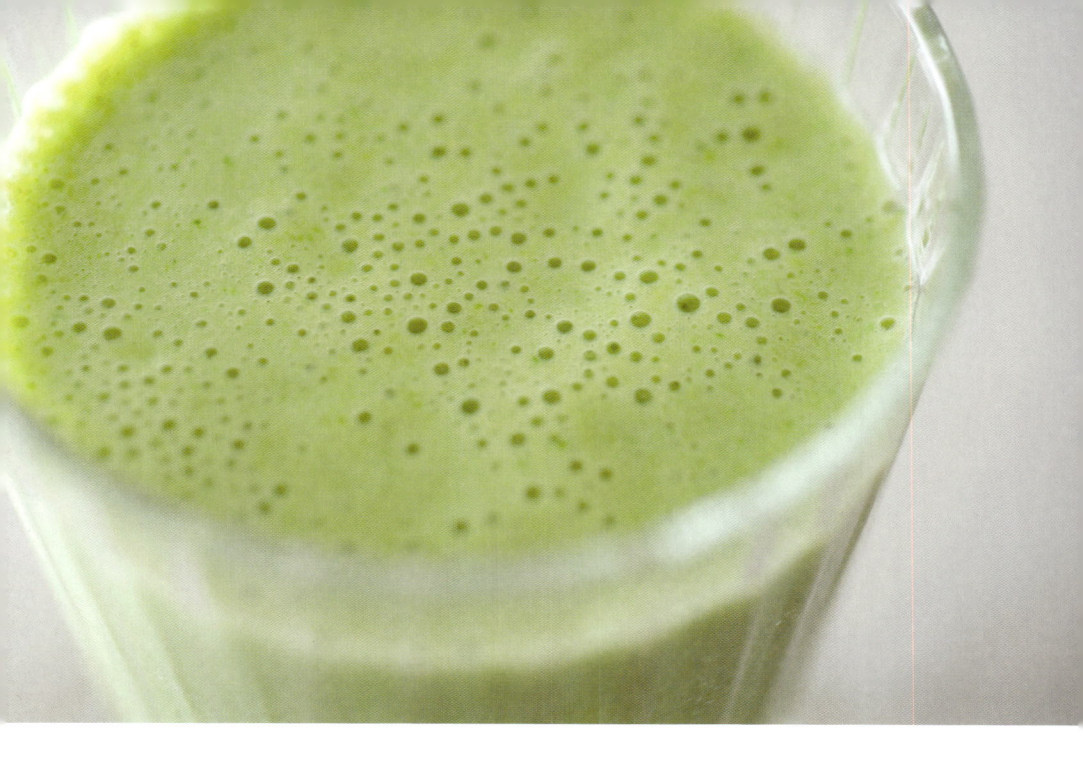

サラダほうれん草 ✛ バナナ ✛ オレンジ ✛ 豆乳

プラスしておいしい
✛
プルーン

豆乳を入れて栄養バランスと飲みやすさをup！
エネルギー源になるバナナと組み合わせて、理想的な朝食スムージーに。

■ 材料（できあがり320g）

1 サラダほうれん草 … 1/2株（20g）
　根元を除き、ざく切り
2 バナナ … 1/2本
　皮をむき、一口大に切る
3 オレンジ … 1個
　薄皮を残して皮をむき、一口大に切る
4 豆乳 … 100ml

■ 作り方

ミキサーにサラダほうれん草、バナナ、オレンジを
入れ、豆乳を加え、ふたをして攪拌する。

カロリー	164 kcal
食物繊維	2.6g
ビタミンC	73mg
ビタミンA	87μg
ビタミンE	3.4mg

美人 POINT

イライラ解消におすすめ！

バナナには精神を安定させるセロト
ニンの材料になるトリプトファンやビ
タミン B_6 を含んでおり、脳の働きを
バックアップしてくれます。

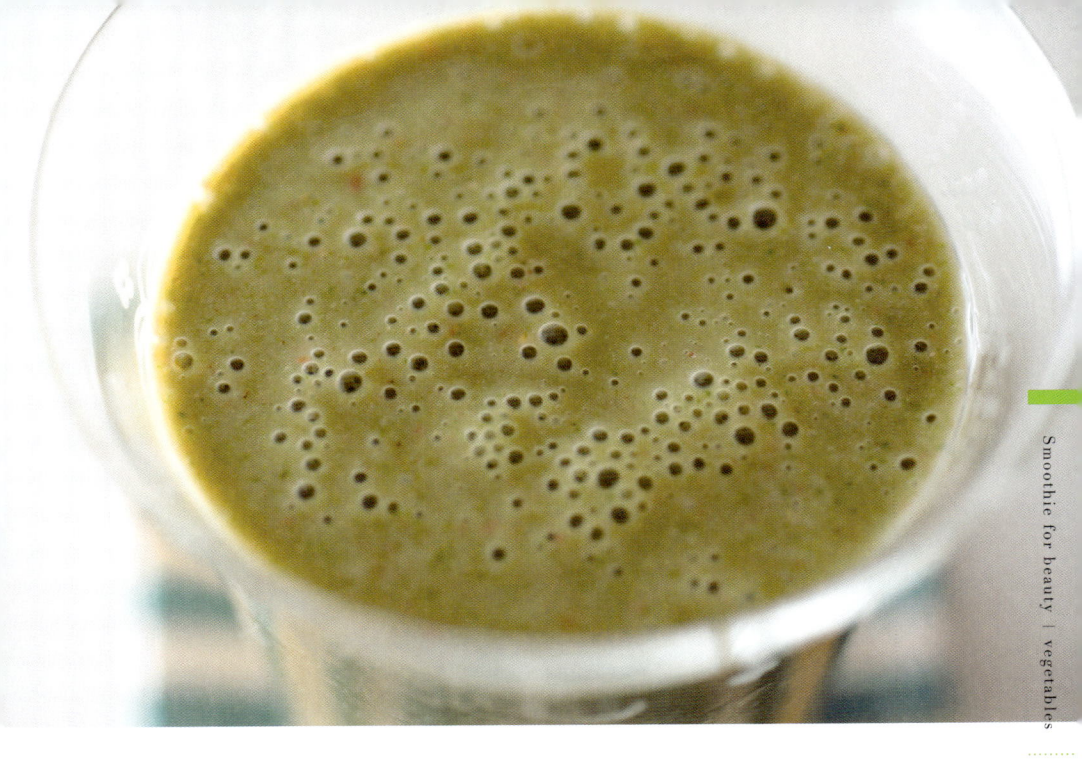

サラダほうれん草
＋ いちご ＋ バナナ

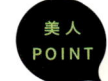
プラスしておいしい
＋
ヨーグルト

いちご×バナナの定番コンビは野菜と組み合わせてもブレないおいしさ。
甘酸っぱくまったりとした飲み口で、低カロリーなのに満腹感もあるスムージー。

■ 材料（できあがり260g）

1 サラダほうれん草 … 1/2株（20g）
　根元を除き、ざく切り
2 いちご … 6粒
　へたを除く
3 バナナ … 1/2本
　皮をむき、一口大に切る
4 水 … 100㎖

■ 作り方

ミキサーにサラダほうれん草、いちご、バナナを
入れ、水を加えふたをして攪拌する。

カロリー 64 kcal

食物繊維　2.0g
ビタミンC　60mg
ビタミンA　73μg
ビタミンE　0.9mg

美人
POINT

貧血予防におすすめ！

サラダほうれん草の鉄分はいちご
に含まれるビタミンCと合わせてと
ると吸収率が上がり、鉄分の不足
で起こる貧血予防に効果的です。

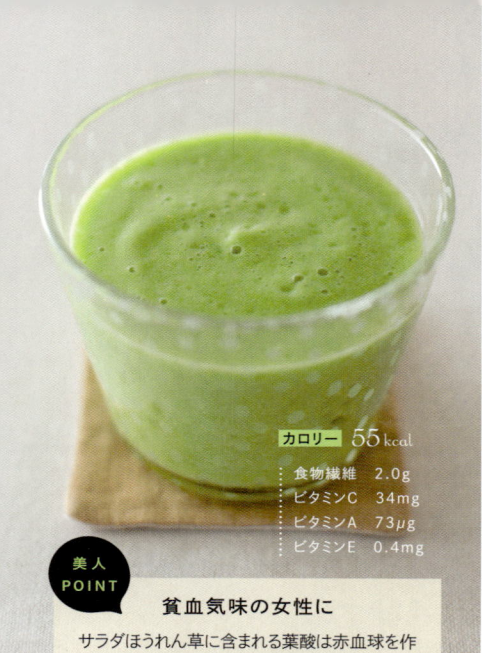

サラダほうれん草 ✚ パイナップル

パイナップルの甘みで渋みを
カバー。ほうれん草が苦手な
人は、このスムージーからトライ!

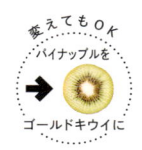
変えてもOK
パイナップルを
→
ゴールドキウイに

■ **材料**（できあがり170g）

1 サラダほうれん草 … 1/2束（20g）
　根元を除き、ざく切り
2 パイナップル … 1/5個（100g）
　皮と芯を除き、一口大に切る
3 水 … 50ml

■ **作り方**

ミキサーにサラダほうれん草、パイナップルを
入れ、水を加え、ふたをして攪拌する。

カロリー 55kcal

食物繊維	2.0g
ビタミンC	34mg
ビタミンA	73μg
ビタミンE	0.4mg

美人
POINT

貧血気味の女性に

サラダほうれん草に含まれる葉酸は赤血球を作
り子供の発育を助けます。貧血気味の人や妊娠
中の女性は生で積極的に摂りたい栄養素です。

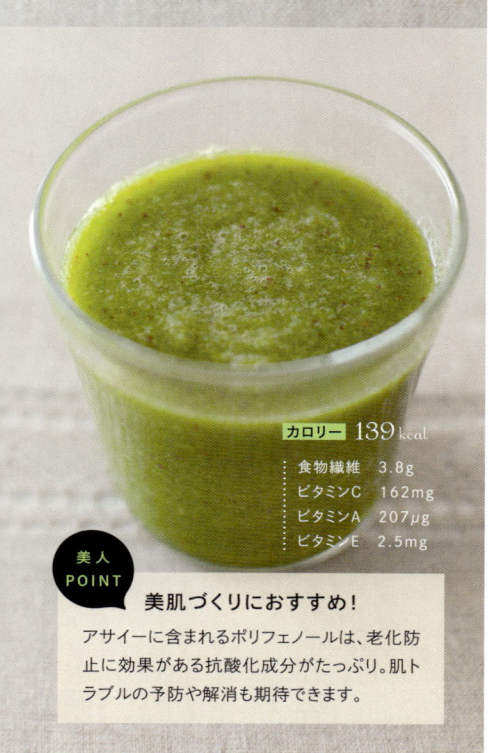

サラダほうれん草 ✚ アサイー ✚ りんご ✚ バナナ

栄養価の高いアサイーを組み合わせた、
美容チャージスムージー!

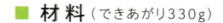
プラスしておいしい
✚
はちみつ

■ **材料**（できあがり330g）

1 サラダほうれん草
　… 1/2株（20g）
　根元を除き、ざく切り
2 アサイーピューレ（冷凍）
　…50g
　一口大に切る

3 りんご … 1/2個
　種と芯を除き、
　一口大に切る
4 バナナ … 1/2本
　皮をむき、
　一口大に切る
5 水 … 100ml

■ **作り方**

ミキサーにサラダほうれん草、アサイーピューレ、
りんご、バナナを入れ、水を加え、
ふたをして攪拌する。

カロリー 139kcal

食物繊維	3.8g
ビタミンC	162mg
ビタミンA	207μg
ビタミンE	2.5mg

美人
POINT

美肌づくりにおすすめ!

アサイーに含まれるポリフェノールは、老化防
止に効果がある抗酸化成分がたっぷり。肌ト
ラブルの予防や解消も期待できます。

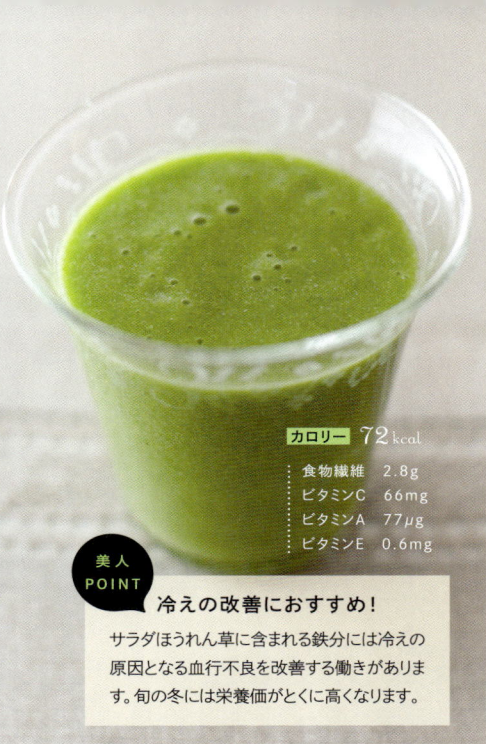

カロリー **72**kcal

食物繊維	2.8g
ビタミンC	66mg
ビタミンA	77μg
ビタミンE	0.6mg

美人 POINT

冷えの改善におすすめ！

サラダほうれん草に含まれる鉄分には冷えの原因となる血行不良を改善する働きがあります。旬の冬には栄養価がとくに高くなります。

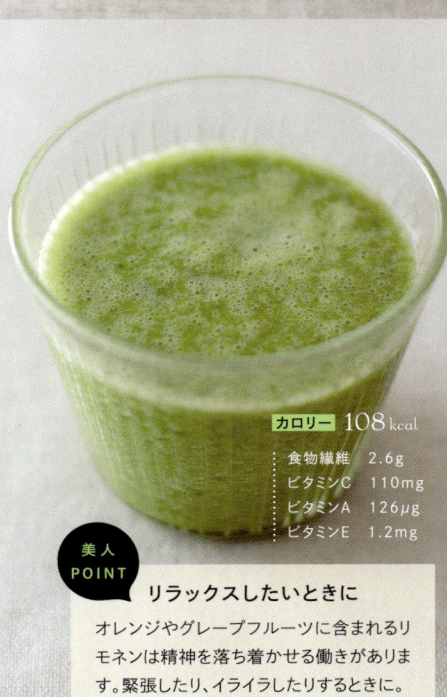

カロリー **108**kcal

食物繊維	2.6g
ビタミンC	110mg
ビタミンA	126μg
ビタミンE	1.2mg

美人 POINT

リラックスしたいときに

オレンジやグレープフルーツに含まれるリモネンは精神を落ち着かせる働きがあります。緊張したり、イライラしたりするときに。

サラダほうれん草
✛ パイナップル
✛ いちご ✛ ミント

さっぱり飲める組み合わせ。
胃の調子を整えるミントでスッキリ！

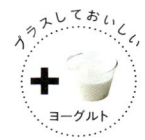
プラスしておいしい
ヨーグルト

■ **材料**（できあがり220g）

1 サラダほうれん草
　… 1/2束（20g）
　根元を除き、ざく切り
2 パイナップル
　… 1/5個（100g）
　皮と芯を除き、一口大に切る

3 いちご … 4粒
　へたを除く
4 ミント … 大さじ1（2g）
5 水 … 50ml

■ **作り方**

ミキサーにサラダほうれん草、パイナップル、
いちご、ミントを入れ、水を加え、ふたをして撹拌する。

サラダほうれん草
✛ オレンジ
✛ グレープフルーツ

柑橘フルーツの組み合わせで、
気分をリフレッシュしたいときに！

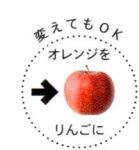
変えてもOK
オレンジを → りんごに

■ **材料**（できあがり290g）

1 サラダほうれん草
　… 1/2束（20g）
　根元を除き、ざく切り
2 オレンジ … 1個
　薄皮を残して皮を
　むき、一口大に切る

3 グレープフルーツ
　・ルビー
　… 1/2個
　薄皮を残して皮を
　むき、種を除いて
　一口大に切る
4 豆乳 … 100ml

■ **作り方**

ミキサーにサラダほうれん草、オレンジ、グレープ
フルーツを入れ、豆乳を加え、ふたをして撹拌する。

03 ベビーリーフ
04 水菜

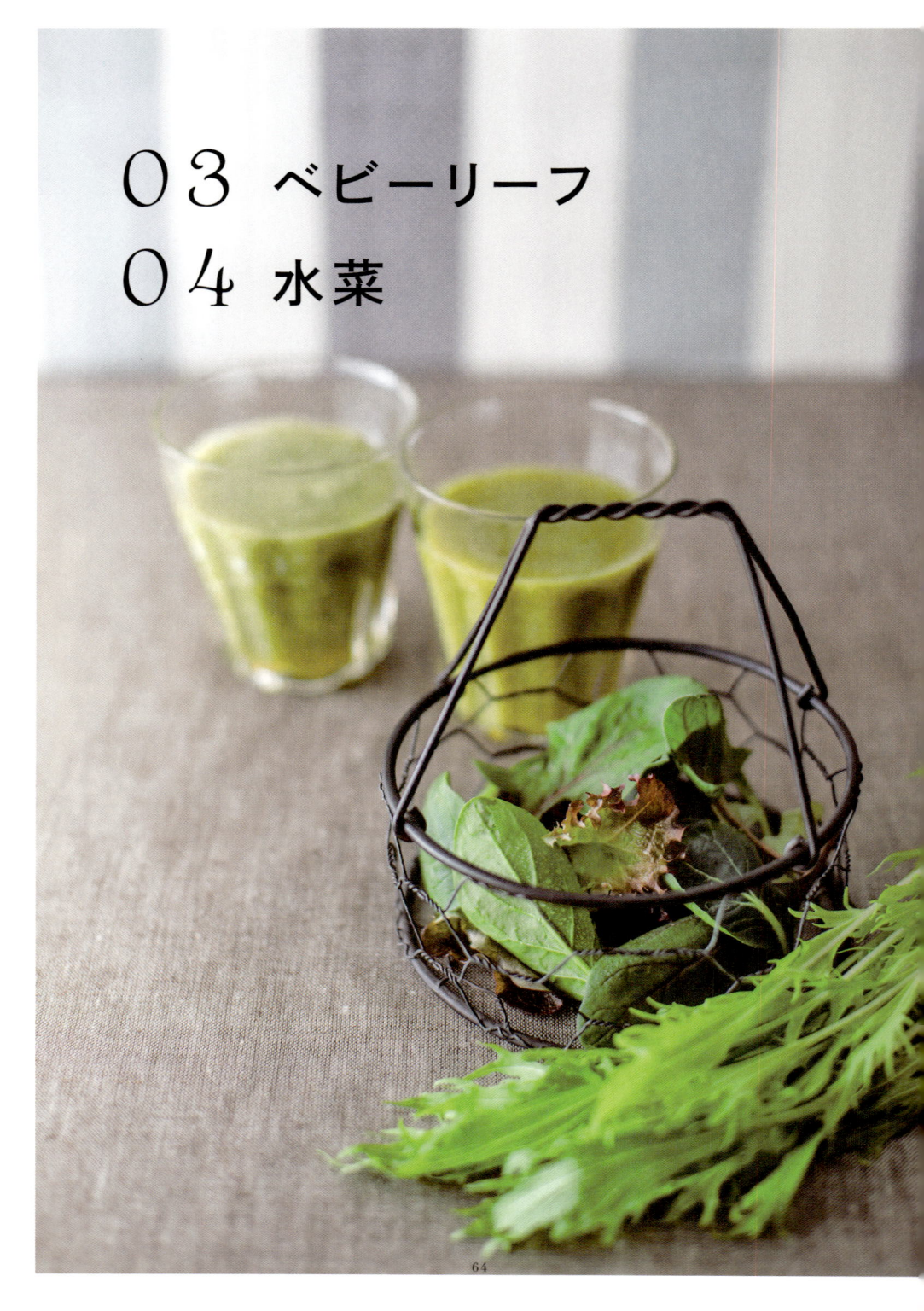

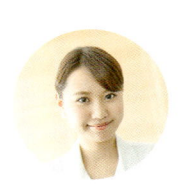

Asuna's advice!

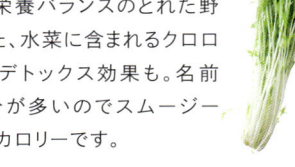

ベビーリーフは、発芽後10〜30日程度の若い葉野菜のこと。成熟した野菜よりもビタミン・ミネラルが豊富です。一度にいろいろなグリーン野菜がとれて便利。種類によっても味が変わります。

水菜はビタミン、ミネラル、食物繊維が多く、栄養バランスのとれた野菜です。また、水菜に含まれるクロロフィルにはデトックス効果も。名前の通り水分が多いのでスムージーに最適。低カロリーです。

How to select

リーフの1枚1枚がしっかりとして、みずみずしいものを。鮮度が落ちやすいので、サラダに使って残ったらすぐスムージーに。

成分（100gあたり）

エネルギー	113kcal
食物繊維	2.5g
ビタミンC	38mg
ビタミンA	175μg
ビタミンE	2.5mg

How to select

葉先までまっすぐに伸びてみずみずしいもの。葉の緑と茎の白さのコントラストがはっきりしているものを。

成分（100gあたり）

エネルギー	23kcal
食物繊維	3.0g
ビタミンC	55mg
ビタミンA	110μg
ビタミンE	1.8mg

おすすめの組み合わせ

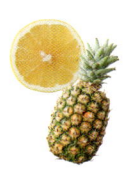

ダイエット

ベビーリーフ
＋ グレープフルーツ
＋ パイナップル

66ページ

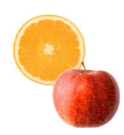

免疫力UP

ベビーリーフ
＋ オレンジ ＋ りんご

67ページ

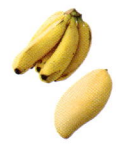

栄養補給

ベビーリーフ
＋ マンゴー ＋ バナナ

67ページ

おすすめの組み合わせ

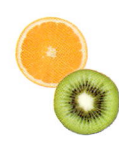

アンチエイジング

水菜 ＋ オレンジ
＋ キウイ

68ページ

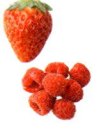

ダイエット

水菜 ＋ いちご
＋ ラズベリー

69ページ

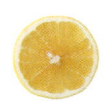

デトックス

水菜
＋ グレープフルーツ

69ページ

ベビーリーフ ✚ グレープフルーツ ✚ パイナップル

グレープフルーツ×パイナップルのコンビはグリーン野菜に合わせやすい組み合わせ。
ちょっぴり苦味のあるリーフとも相性◎。

■ 材料（できあがり230g）

1 ベビーリーフ … 1・1/2カップ（10g）
2 グレープフルーツ・ルビー … 1個
   薄皮を残して皮をむき、種を除いて一口大に切る
3 パイナップル … 1/5個（100g）
   皮と芯を除き、一口大に切る
4 水 … 50ml

■ 作り方

ミキサーにベビーリーフ、グレープフルーツ、
パイナップルを入れ、ふたをして攪拌する。

カロリー	98 kcal
食物繊維	2.4g
ビタミンC	77mg
ビタミンA	33μg
ビタミンE	0.5mg

美人 POINT

ダイエットにおすすめ！
グレープフルーツに含まれる苦味成分ナリンギンは、食欲を抑え、また脂肪の分解を助けてくれます。食事前にとれば、食べすぎ予防にも。

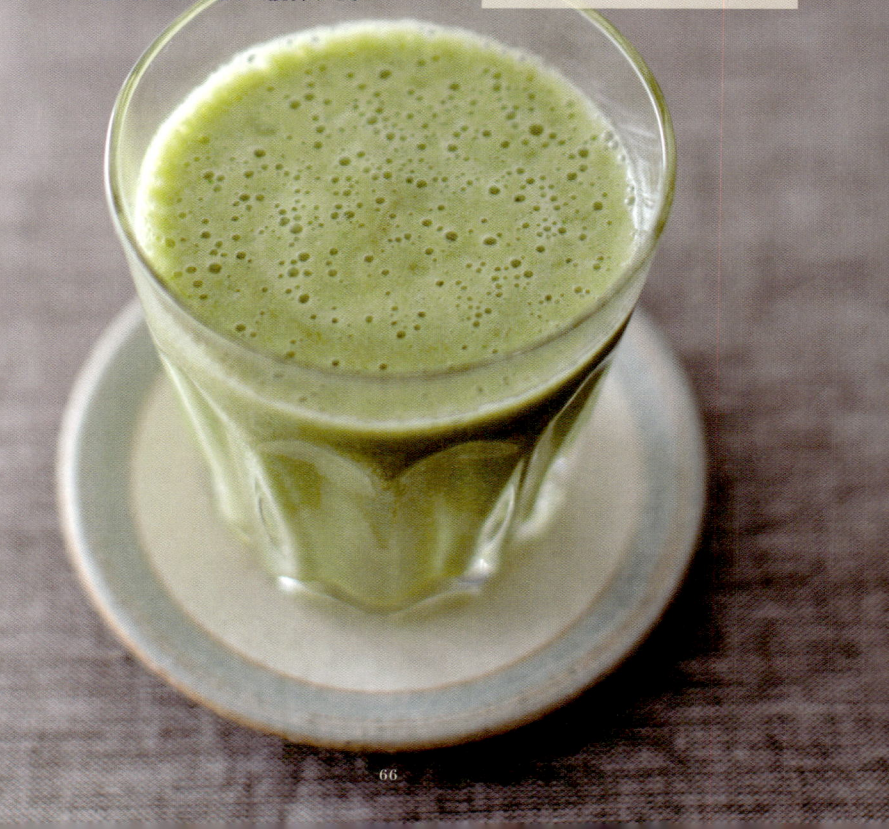

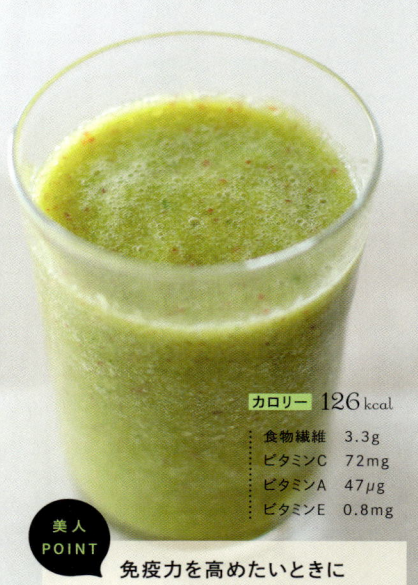

ベビーリーフ
➕ オレンジ ➕ りんご

飲みやすいオレンジと
りんごベースに、
グリーンのほろ苦さを加えた
さわやか系スムージー。

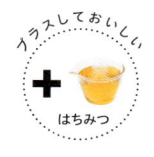

プラスしておいしい
はちみつ

■ **材料** (できあがり330g)

1 ベビーリーフ … 1・1/2カップ（10g）
2 オレンジ … 1個
　薄皮を残して皮をむき、一口大に切る
3 りんご … 1/2個
　種と芯を除き、一口大に切る
4 水 … 50ml

■ **作り方**

ミキサーにベビーリーフ、オレンジ、りんごを
入れ、水を加え、ふたをして攪拌する。

カロリー 126kcal

食物繊維	3.3g
ビタミンC	72mg
ビタミンA	47μg
ビタミンE	0.8mg

美人
POINT

免疫力を高めたいときに

ベビーリーフに含まれる、カロテンやポリフェノール
は抗酸化力や免疫力にすぐれています。オレンジの
ビタミンCと一緒にとることでさらに免疫力アップ。

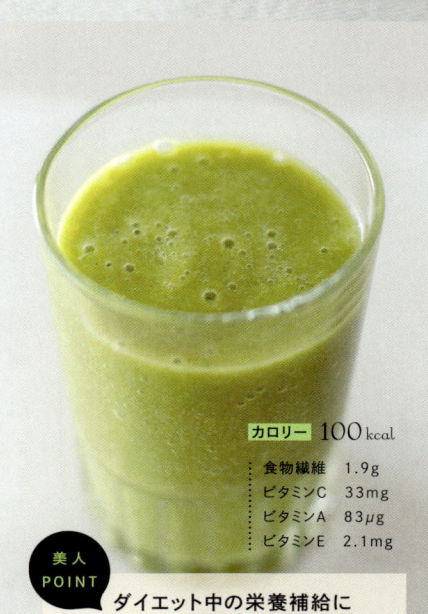

ベビーリーフ
➕ マンゴー ➕ バナナ

ベビーリーフの香りをマンゴーと
バナナが和らげてくれる、
とろりと甘いスムージー。

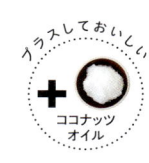

プラスしておいしい
ココナッツ
オイル

■ **材料** (できあがり200g)

1 ベビーリーフ … 1・1/2カップ（10g）
2 マンゴー … 1/2個
　一口大に切り込みを入れ、皮を取る
3 バナナ … 1/2本
　皮をむき、一口大に切る
4 水 … 50ml

■ **作り方**

ミキサーにベビーリーフ、マンゴー、バナナを
入れ、水を加え、ふたをして攪拌する。

カロリー 100kcal

食物繊維	1.9g
ビタミンC	33mg
ビタミンA	83μg
ビタミンE	2.1mg

美人
POINT

ダイエット中の栄養補給に

ベビーリーフには水菜やレタス、ルッコラなど
さまざまな種類の野菜が同時に入っており、
ビタミン・ミネラルがバランスよくとれます。

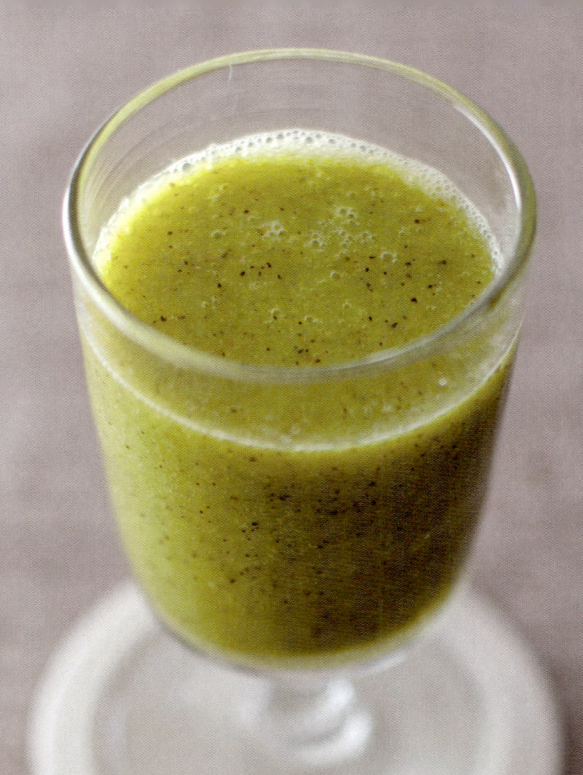

水菜 + オレンジ + キウイ

ビタミンC豊富な3つの食材の組み合わせは、
お肌にうれしい美容スムージー。肌荒れが気になるときにおすすめ。

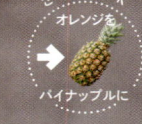
さしかえOK
オレンジを
→
パイナップルに

■ 材 料（できあがり290g）

1 水菜 … 1/4株（10g）
　根元を除き、ざく切り

2 オレンジ … 1個
　薄皮を残して皮をむき、一口大に切る

3 キウイ … 1個
　皮をむき、一口大に切る

4 水 … 50ml

■ 作り方

ミキサーに水菜、オレンジ、キウイを入れ、
水を加え、ふたをして攪拌する。

カロリー	103 kcal
食物繊維	3.7g
ビタミンC	121mg
ビタミンA	31μg
ビタミンE	1.7mg

美人 POINT

**アンチエイジングに
おすすめ！**

キウイのクエン酸には、水菜に含
まれるミネラルの吸収を助ける「キ
レート作用」があり、老化の大敵、
活性酸素を除去する働きが期待で
きます。

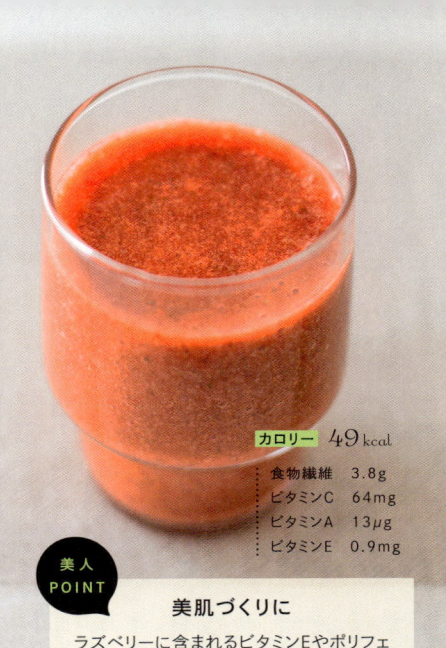

水菜 ✛ いちご ✛ ラズベリー

2種類のベリーを組み合わせて、
ほんのり甘く、酸味がさわやかな
低カロリースムージー。

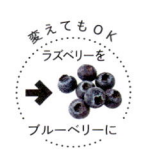
変えてもＯＫ
ラズベリーを
➔
ブルーベリーに

■ **材料**（できあがり240g）

1　水菜 … 1/4株（10g）
　根元を除き、ざく切り
2　いちご … 6粒
　へたを除く
3　ラズベリー（冷凍）… 50g
4　水 … 80ml

■ **作り方**

ミキサーに水菜、いちご、ラズベリーを
入れ、水を加え、ふたをして攪拌する。

カロリー 49_{kcal}

食物繊維	3.8g
ビタミンC	64mg
ビタミンA	13µg
ビタミンE	0.9mg

美人 POINT

美肌づくりに

ラズベリーに含まれるビタミンEやポリフェ
ノール、いちごのビタミンCで細胞レベル
から美肌にアプローチ。

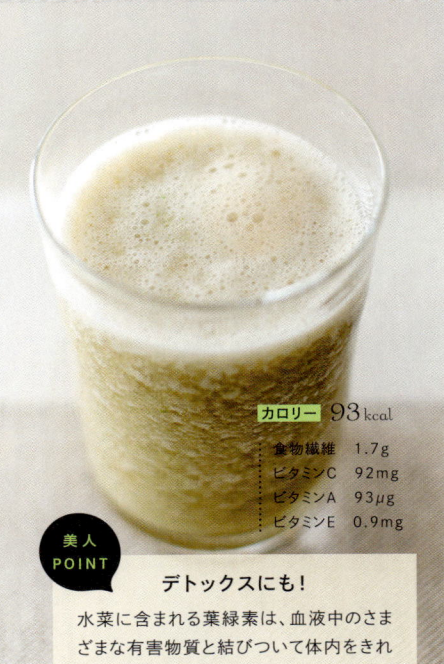

水菜 ✛ グレープフルーツ

きれい色でさわやかな口当たり。
天気のいい日に飲みたい
気分爽快スムージー。

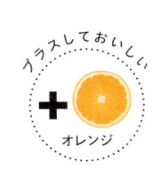
プラスしておいしい
➕
オレンジ

■ **材料**（できあがり250g）

1　水菜 … 1/4株（10g）
　根元を除き、ざく切り
2　グレープフルーツ・ルビー … 1個
　薄皮を残して皮をむき、
　種を除いて一口大に切る

■ **作り方**

ミキサーに水菜、グレープフルーツを入れ、
ふたをして攪拌する。

カロリー 93_{kcal}

食物繊維	1.7g
ビタミンC	92mg
ビタミンA	93µg
ビタミンE	0.9mg

美人 POINT

デトックスにも！

水菜に含まれる葉緑素は、血液中のさま
ざまな有害物質と結びついて体内をきれ
いにしてくれる効果があります。

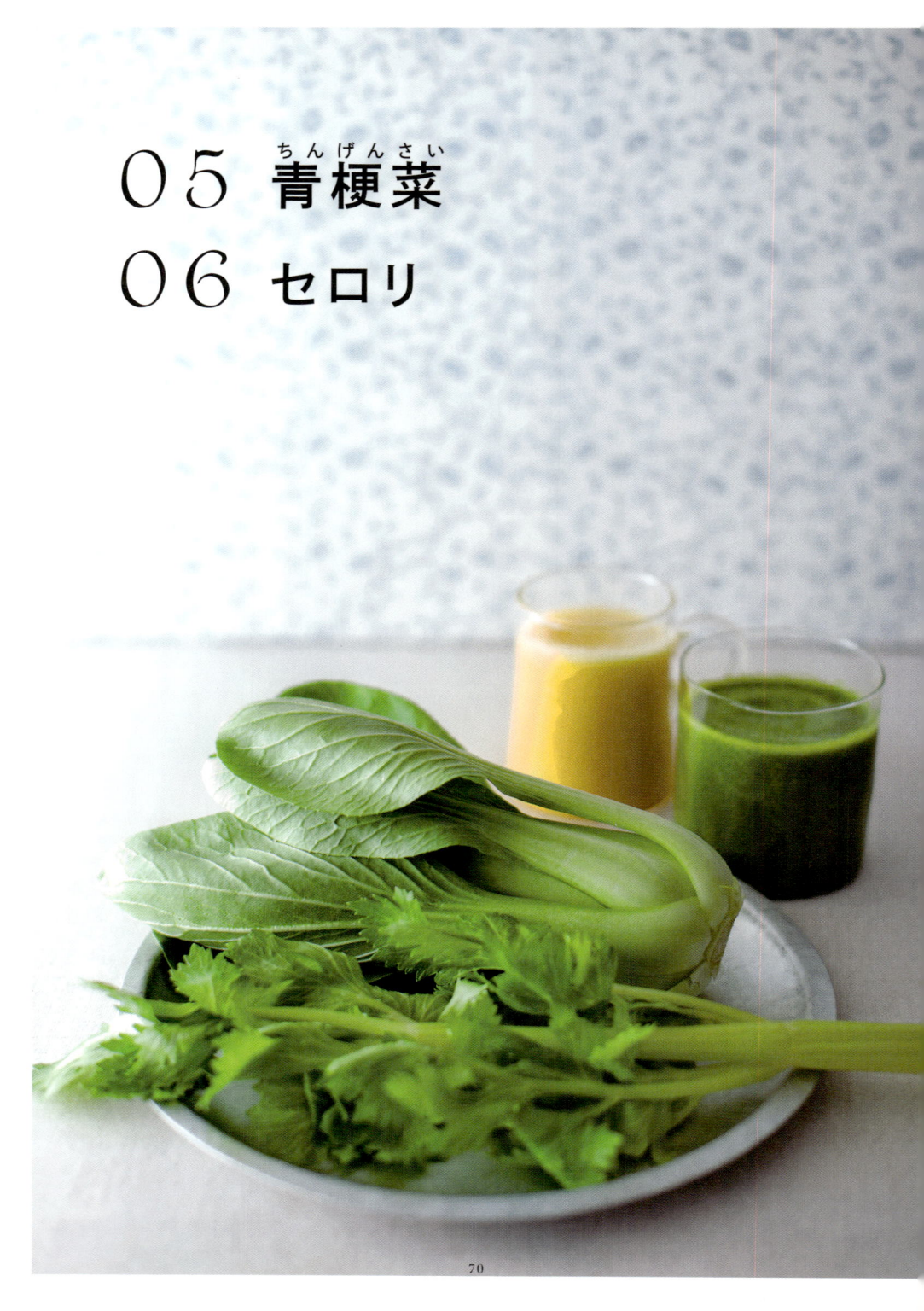

05 青梗菜
<small>ちんげんさい</small>

06 セロリ

Asuna's advice!

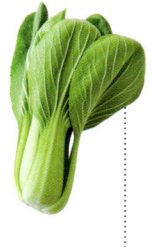

青梗菜はビタミンやミネラルが豊富な緑黄色野菜で、クセがなくスムージー向きです。とくに豊富なカロテンは、体内でビタミンAに変わり、肌を健康に保ってくれ、目の疲れを癒してくれます。

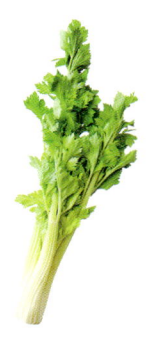

セロリの独特の香りには、気持ちを落ち着かせてくれる効果があります。またカロテンやミネラル、食物繊維などが豊富。クセが強い葉は茎より栄養価が高いので好みで加えてみても。

How to select

葉の色が濃すぎるものは、硬く、アクが強くなるので、淡い緑色のものを。茎の根元がふっくらと厚みのあるものを。

成分（100gあたり）

エネルギー	9kcal
食物繊維	1.2g
ビタミンC	24mg
ビタミンA	170μg
ビタミンE	0.7mg

How to select

葉の香りが強く、緑色が濃いもの、茎が太くて、ハリがあるものを選びましょう。筋ででこぼこしてるほうが新鮮です。

成分（100gあたり）

エネルギー	15kcal
食物繊維	1.5g
ビタミンC	7mg
ビタミンA	4μg
ビタミンE	0.2mg

おすすめの組み合わせ

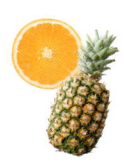

骨粗しょう症予防
青梗菜 ✛ オレンジ ✛ パイナップル
72ページ

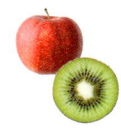

生活習慣病予防
青梗菜 ✛ りんご ✛ キウイ
73ページ

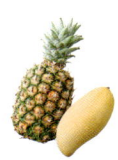

美しい髪
青梗菜 ✛ パイナップル ✛ マンゴー
73ページ

おすすめの組み合わせ

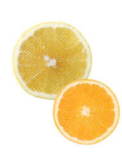

イライラ解消
セロリ ✛ グレープフルーツ ✛ オレンジ
74ページ

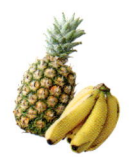

ストレス解消
セロリ ✛ パイナップル ✛ バナナ
75ページ

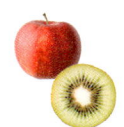

デトックス
セロリ ✛ りんご ✛ ゴールドキウイ
75ページ

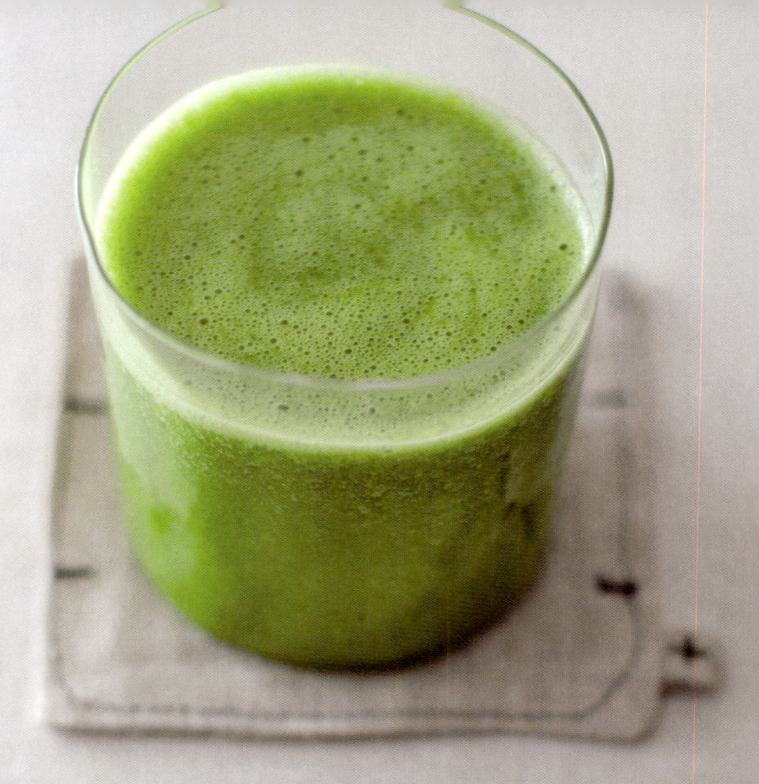

青梗菜 ✚ オレンジ
✚ パイナップル

オレンジ&パインジュースのような味わいで飲めるグリーンスムージー。
少しずつ青梗菜の量を増やしてさらに栄養価upさせても◎。

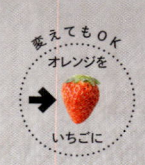

変えてもOK
オレンジを
➡
いちごに

■ 材料（できあがり280g）

1 青梗菜 … 2枚
   根元を除き、ざく切り
2 オレンジ … 1個
   薄皮を残して皮をむき、一口大に切る
3 パイナップル … 1/10個（50g）
   皮と芯を除き、一口大に切る
4 水 … 50ml

■ 作り方

ミキサーに青梗菜、オレンジ、パイナップルを入れ、
水を加え、ふたをして撹拌する。

カロリー	88kcal
食物繊維	2.5g
ビタミンC	81mg
ビタミンA	68μg
ビタミンE	0.7mg

美人
POINT

骨粗しょう症の予防に
青梗菜に多いカルシウムは骨や歯
を丈夫にし、肩こりや骨粗しょう症
を予防します。オレンジとパイナッ
プルのビタミンCで吸収率がup！

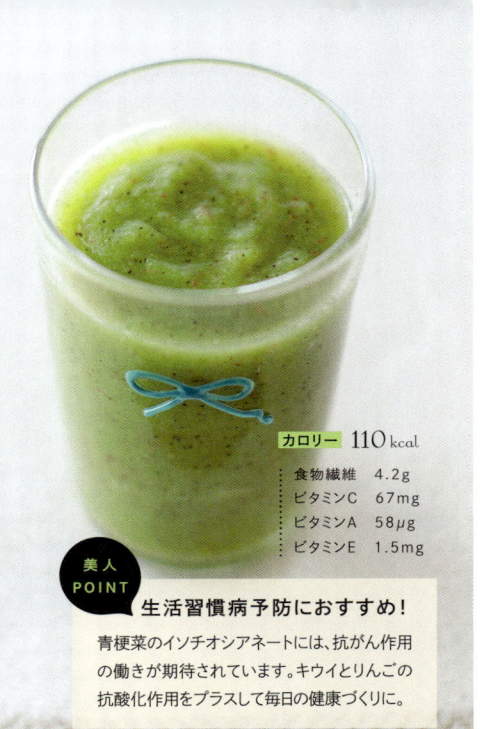

カロリー 110 kcal

食物繊維	4.2g
ビタミンC	67mg
ビタミンA	58μg
ビタミンE	1.5mg

美人 POINT

生活習慣病予防におすすめ！

青梗菜のインチオシアネートには、抗がん作用の働きが期待されています。キウイとりんごの抗酸化作用をプラスして毎日の健康づくりに。

青梗菜 ✛ りんご ✛ キウイ

ビタミンA、Cが豊富なので
風邪気味のときにもおすすめ。

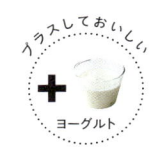

プラスしておいしい
ヨーグルト

■ 材料 (できあがり280g)

1 青梗菜 … 2枚
　根元を除き、ざく切り
2 りんご … 1/2個
　種と芯を除き、一口大に切る
3 キウイ … 1個
　皮をむき、一口大に切る
4 水 … 50ml

■ 作り方

ミキサーに青梗菜、りんご、キウイを入れ、
水を加え、ふたをして攪拌する。

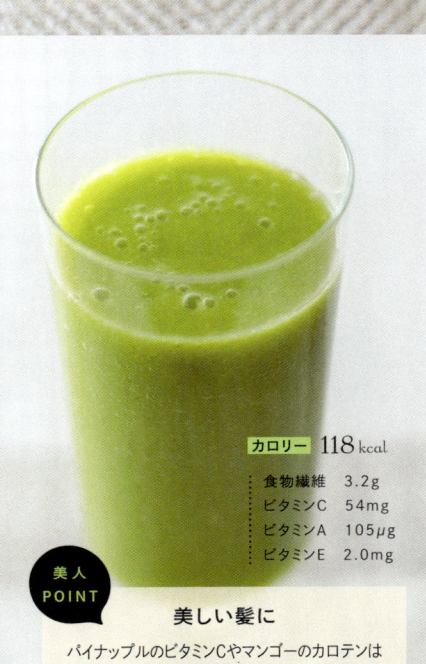

カロリー 118 kcal

食物繊維	3.2g
ビタミンC	54mg
ビタミンA	105μg
ビタミンE	2.0mg

美人 POINT

美しい髪に

パイナップルのビタミンCやマンゴーのカロテンは髪の毛の潤いを保ち、乾燥を防ぐ効果も。またカロテンはコシやボリュームもキープにも役立ちます。

青梗菜 ✛ パイナップル ✛ マンゴー

まろやかな甘さと酸味が好相性の、
美容upスムージー！

■ 材料 (できあがり280g)

1 青梗菜 … 2枚
　根元を除き、ざく切り
2 パイナップル … 1/5個 (100g)
　皮と芯を除き、一口大に切る
3 マンゴー … 1/2個
　一口大に切り込みを入れ、皮を取る
4 水 … 50ml

■ 作り方

ミキサーに青梗菜、パイナップル、マンゴーを
入れ、水を加え、ふたをして攪拌する。

セロリ ✚ グレープフルーツ ✚ オレンジ

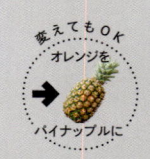

イライラを解消してくれるセロリの香りと、気分をリフレッシュしてくれる柑橘系の香りで、リラックス満点スムージー。

■ 材料 （できあがり300g）

1 セロリ … 5cmの長さ（30g）
   葉と筋を取り、一口大に切る
2 グレープフルーツ・ホワイト … 1/2個
   薄皮を残して皮をむき、種を除いて
   一口大に切る
3 オレンジ … 1個
   薄皮を残して皮をむき、一口大に切る

■ 作り方

ミキサーにセロリ、グレープフルーツ、
オレンジを入れ、ふたをして撹拌する。

カロリー	109 kcal
食物繊維	2.6g
ビタミンC	105mg
ビタミンA	16μg
ビタミンE	0.9mg

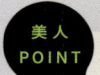

美人 POINT

イライラ解消におすすめ！

セロリにはアピイン、セネリンという芳香成分があり、イライラをしずめてくれる作用があります。頭痛をやわらげる効果も期待できるので、リラックスしたいときに。

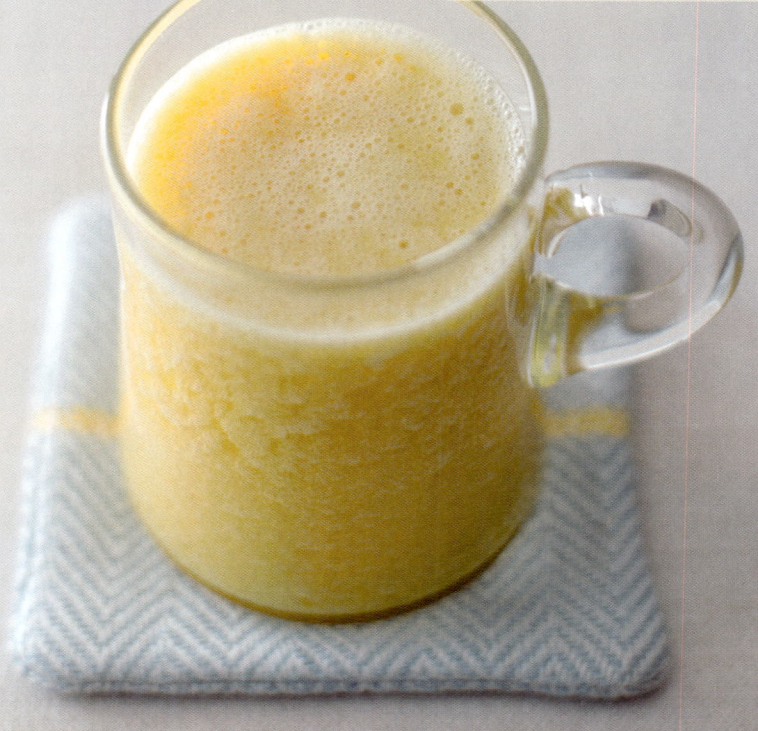

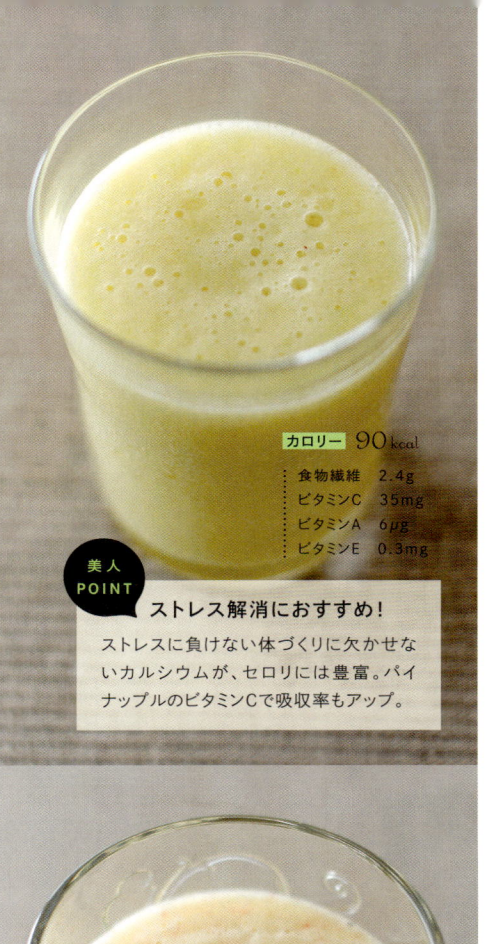

カロリー 90 kcal

食物繊維	2.4g
ビタミンC	35mg
ビタミンA	6μg
ビタミンE	0.3mg

美人 POINT

ストレス解消におすすめ！

ストレスに負けない体づくりに欠かせないカルシウムが、セロリには豊富。パイナップルのビタミンCで吸収率もアップ。

セロリ ✚ パイナップル ✚ バナナ

セロリが苦手な人の
お試しスムージー。
甘みの多いやさしい味。

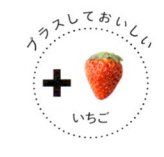

プラスしておいしい
✚ いちご

■ **材料** （できあがり270g）

1 セロリ … 5cmの長さ（30g）
  葉と筋を取り、一口大に切る
2 パイナップル … 1/5個（100g）
  皮と芯を除き、一口大に切る
3 バナナ … 1/2本
  皮をむき、一口大に切る
4 水 … 100ml

■ **作り方**

ミキサーにセロリ、パイナップル、バナナを入れ、水を加え、ふたをして攪拌する。

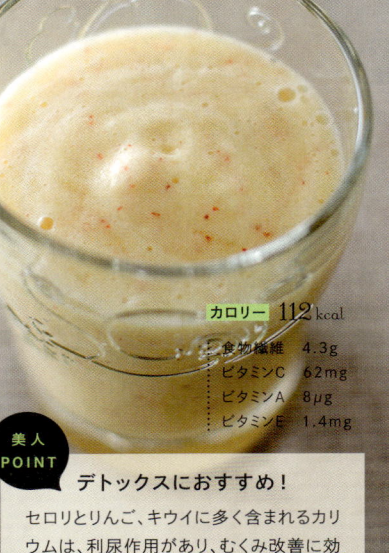

カロリー 112 kcal

食物繊維	4.3g
ビタミンC	62mg
ビタミンA	8μg
ビタミンE	1.4mg

美人 POINT

デトックスにおすすめ！

セロリとりんご、キウイに多く含まれるカリウムは、利尿作用があり、むくみ改善に効果があります。

セロリ ✚ りんご ✚ ゴールドキウイ

やさしい色合いのスムージーは、
お子さんにも飲みやすい味。

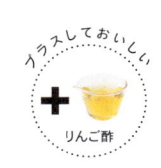

プラスしておいしい
✚ りんご酢

■ **材料** （できあがり280g）

1 セロリ … 5cmの長さ（30g）
  葉と筋を取り、一口大に切る
2 りんご … 1/2個
  種と芯を除き、一口大に切る
3 ゴールドキウイ … 1個
  皮をむき、一口大に切る
4 水 … 50ml

■ **作り方**

ミキサーにセロリ、りんご、ゴールドキウイを入れ、水を加え、ふたをして攪拌する。

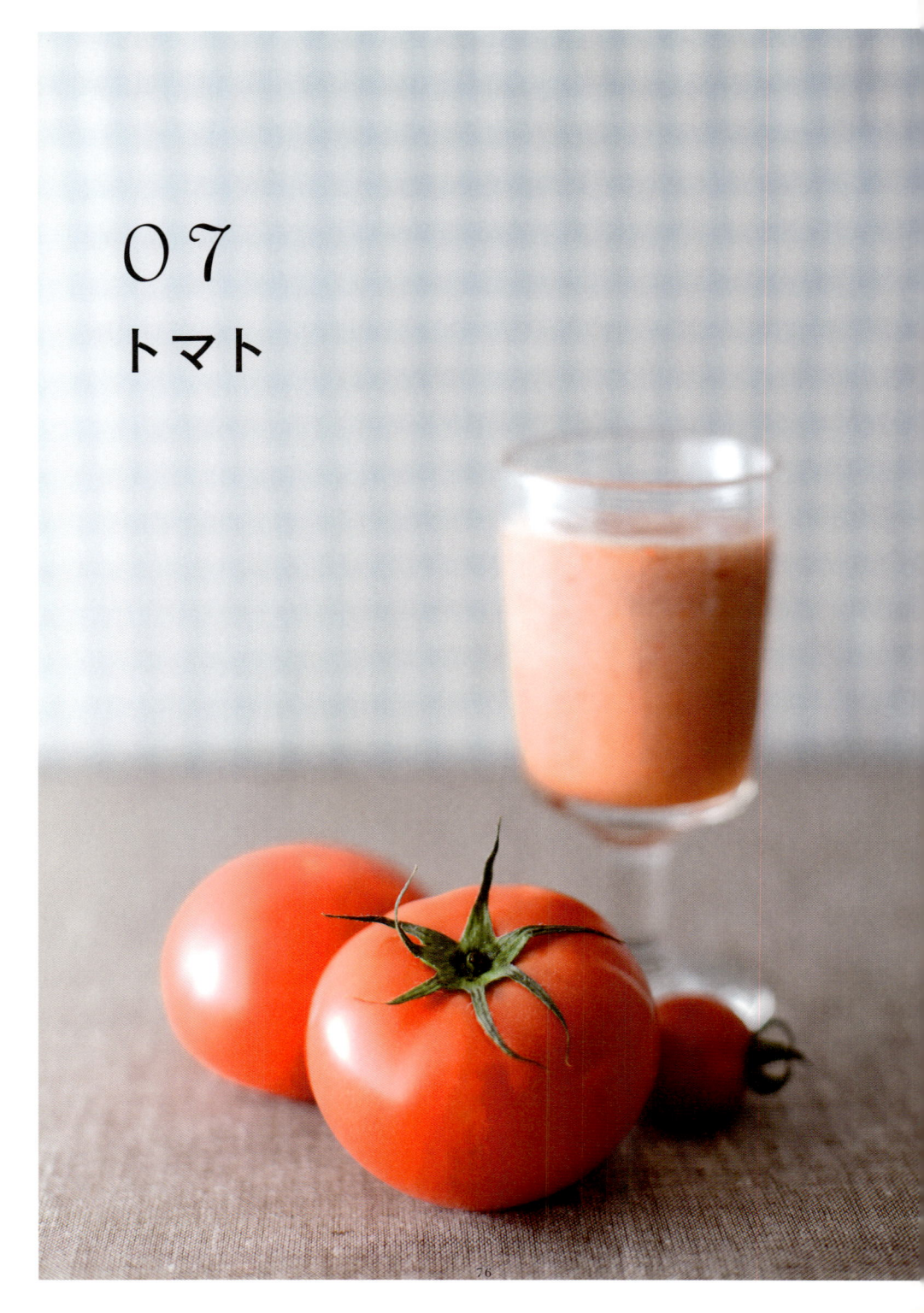

07
トマト

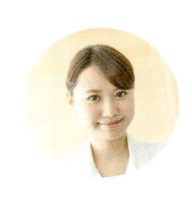

Asuna's advice!

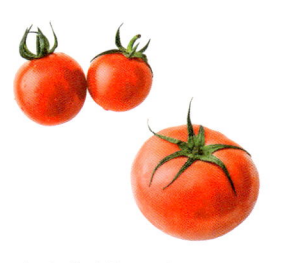

ビタミン・ミネラルが豊富なトマトですが、とくに注目なのが、赤い色素成分「リコピン」。抗酸化作用がたいへん高く、βカロテンの倍あるともいわれています。生活習慣病を予防し、美容にも効果的です。トマトの酸味のもととなるクエン酸は、疲労回復に役立ちます。皮には薬効があるので、むかずに使いましょう。

How to select

真っ赤に熟しているものほど栄養価が高く、おいしいです。皮に色むらがなく、ツヤとハリがあるものを選びましょう。へたの緑色も濃く、ハリがあるかどうかをチェック。通年手に入りますが、旬は夏の野菜です。

成分（100gあたり）

エネルギー	19kcal
食物繊維	1.0g
ビタミンC	15mg
ビタミンA	45μg
ビタミンE	0.9mg

おすすめの組み合わせ

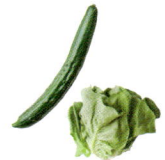

夏バテ対策
トマト + きゅうり + サラダ菜
78ページ

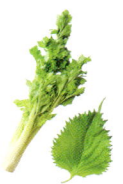

ダイエット
トマト + セロリ + 大葉
79ページ

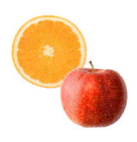

生活習慣病予防
ミニトマト + オレンジ + りんご
80ページ

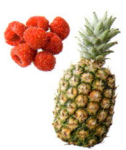

美肌づくり
トマト + ラズベリー + パイナップル
80ページ

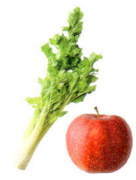

痛風予防
トマト + セロリ + りんご
81ページ

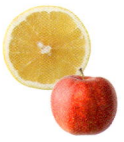

デトックス
トマト + グレープフルーツ + りんご
81ページ

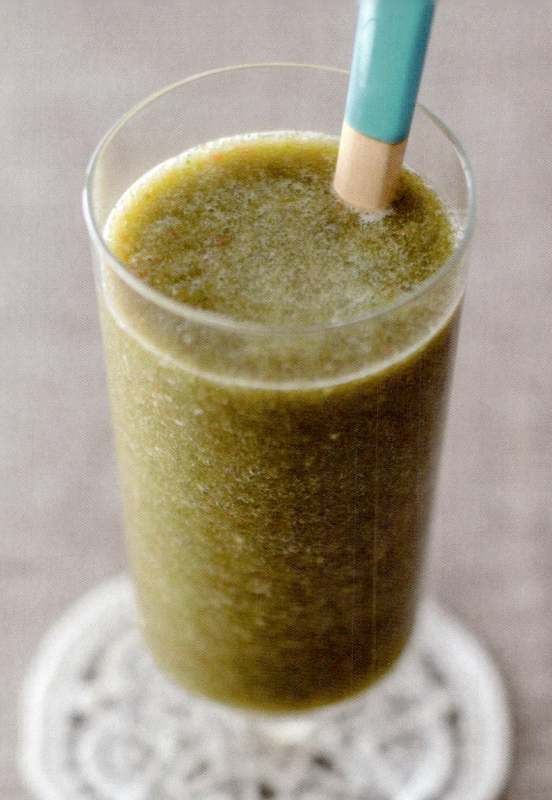

トマト ✛ きゅうり ✛ サラダ菜

野菜3種を組み合わせた「飲むサラダ」。サラダで食べるより
手軽に量がとれ、ドレッシングいらずのヘルシースムージー。

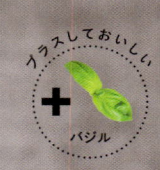
プラスしておいしい
バジル

■ 材料 （できあがり210g）

1 トマト … 1/2個
へたを除き、一口大に切る

2 きゅうり … 1/3本
へたを除き、一口大に切る

3 サラダ菜 … 2枚
一口大にちぎる

4 水 … 50ml

■ 作り方

ミキサーにトマト、きゅうり、サラダ菜を入れ、
水を加え、ふたをして攪拌する。

カロリー	28 kcal
食物繊維	1.7g
ビタミンC	22.9mg
ビタミンA	73μg
ビタミンE	1.3mg

美人
POINT

夏バテにおすすめ！

汗をかいてカリウム不足の体には、
きゅうりを使ってカリウムを補いま
しょう。トマトのリコピンが暑さや紫
外線から受けたダメージを回復し
てくれます。

トマト ✚ セロリ ✚ 大葉

プラスしておいしい
✚
りんご
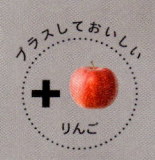

さわやかな香味野菜との組み合わせは、スムージー上級者に。
大葉の香りは消化を助けてくれるので、食前に飲むのがおすすめ。低カロリーです。

■ 材料（できあがり190g）

1 トマト … 1/2個
　へたを除き、一口大に切る
2 セロリ … 5cmの長さ（30g）
　葉と筋を取り、一口大に切る
3 大葉 … 2枚
　適宜ちぎる
4 水 … 100ml

■ 作り方

ミキサーにトマト、セロリ、大葉を入れ、
水を加え、ふたをして攪拌する。

カロリー	16 kcal
食物繊維	1.2g
ビタミンC	11mg
ビタミンA	37μg
ビタミンE	0.6mg

美人 POINT

ダイエットにおすすめ！
大葉に含まれるクロロフィルは、整腸、抗酸化作用にすぐれ、女子力アップに欠かせない栄養素。トマトやセロリとの組み合わせで、デトックス＆ダイエットに効果が期待できます。

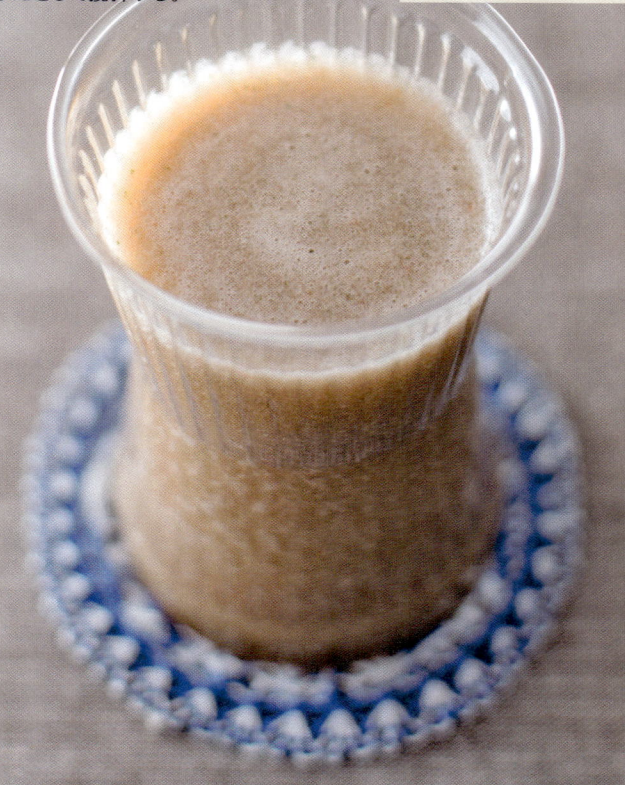

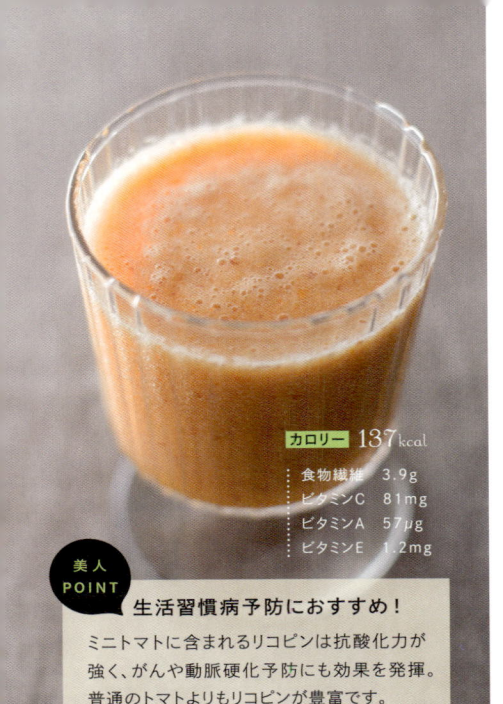

カロリー 137kcal

食物繊維　3.9g
ビタミンC　81mg
ビタミンA　57μg
ビタミンE　1.2mg

美人 POINT

生活習慣病予防におすすめ！
ミニトマトに含まれるリコピンは抗酸化力が
強く、がんや動脈硬化予防にも効果を発揮。
普通のトマトよりもリコピンが豊富です。

ミニトマト ⊹ オレンジ ⊹ りんご

トマトより栄養価豊富なミニトマトで、
栄養を手軽にチャージ！

■ 材料（できあがり370g）

1　ミニトマト … 5個（50g）
　へたを除く
2　オレンジ … 1個
　薄皮を残して皮をむき、一口大に切る
3　りんご … 1/2個
　種と芯を除き、一口大に切る
4　水 … 50ml

■ 作り方

ミキサーにミニトマト、オレンジ、りんごを入れ、
水を加え、ふたをして攪拌する。

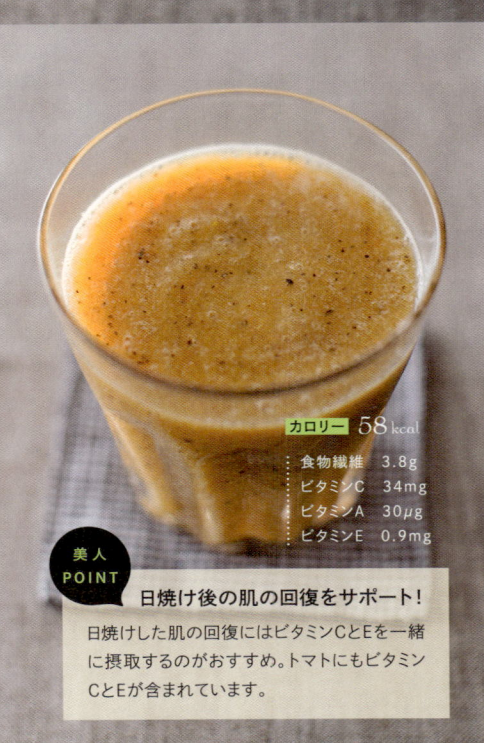

カロリー 58kcal

食物繊維　3.8g
ビタミンC　34mg
ビタミンA　30μg
ビタミンE　0.9mg

美人 POINT

日焼け後の肌の回復をサポート！
日焼けした肌の回復にはビタミンCとEを一緒
に摂取するのがおすすめ。トマトにもビタミン
CとEが含まれています。

トマト ⊹ ラズベリー ⊹ パイナップル

さっぱりとした酸味のスムージーは、
夏の美肌対策に。

■ 材料（できあがり240g）

1　トマト … 1/2個
　へたを除き、一口大に切る
2　ラズベリー … 50g
3　パイナップル … 1/10個（50g）
　皮と芯を除き、一口大に切る
4　水 … 80ml

■ 作り方

ミキサーにトマト、ラズベリー、パイナップルを
入れ、水を加え、ふたをして攪拌する。

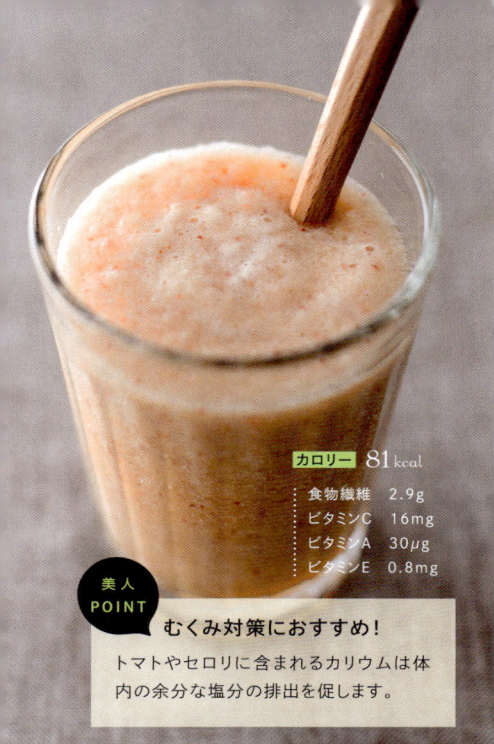

トマト ✛ セロリ ✛ りんご

トマト×りんごは相性抜群！
セロリの香りで
飽きのこない味に。

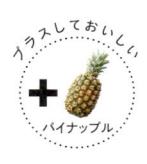

プラスしておいしい
✛
パイナップル

■ 材料 (できあがり310g)

1 トマト … 1/2個
　へたを除き、一口大に切る
2 セロリ … 5cmの長さ (30g)
　葉と筋を取り、一口大に切る
3 りんご … 1/2個
　種と芯を除き、一口大に切る
4 水 … 100ml

■ 作り方

ミキサーにトマト、セロリ、りんごを入れ、
水を加え、ふたをして撹拌する。

カロリー 81kcal

食物繊維　2.9g
ビタミンC　16mg
ビタミンA　30μg
ビタミンE　0.8mg

美人 POINT

むくみ対策におすすめ！
トマトやセロリに含まれるカリウムは体
内の余分な塩分の排出を促します。

トマト ✛ グレープフルーツ ✛ りんご

果物のビタミンCや食物繊維をプラスして、
さらりと飲めるデトックススムージー。

■ 材料 (できあがり350g)

1 トマト … 1/2個
　へたを除き、一口大に切る
2 グレープフルーツ・ルビー
　 … 1/2個
　薄皮を残して皮をむき、
　種を除いて一口大に切る
3 りんご … 1/2個
　種と芯を除き、
　一口大に切る
4 水 … 50ml

■ 作り方

ミキサーにトマト、グレープフルーツ、
りんごを入れ、水を加え、ふたをして撹拌する。

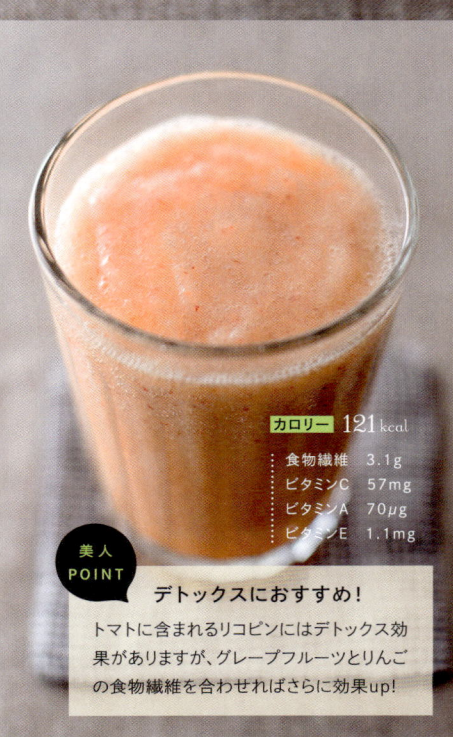

カロリー 121kcal

食物繊維　3.1g
ビタミンC　57mg
ビタミンA　70μg
ビタミンE　1.1mg

美人 POINT

デトックスにおすすめ！
トマトに含まれるリコピンにはデトックス効
果がありますが、グレープフルーツとりんご
の食物繊維を合わせればさらに効果up！

08

パプリカ

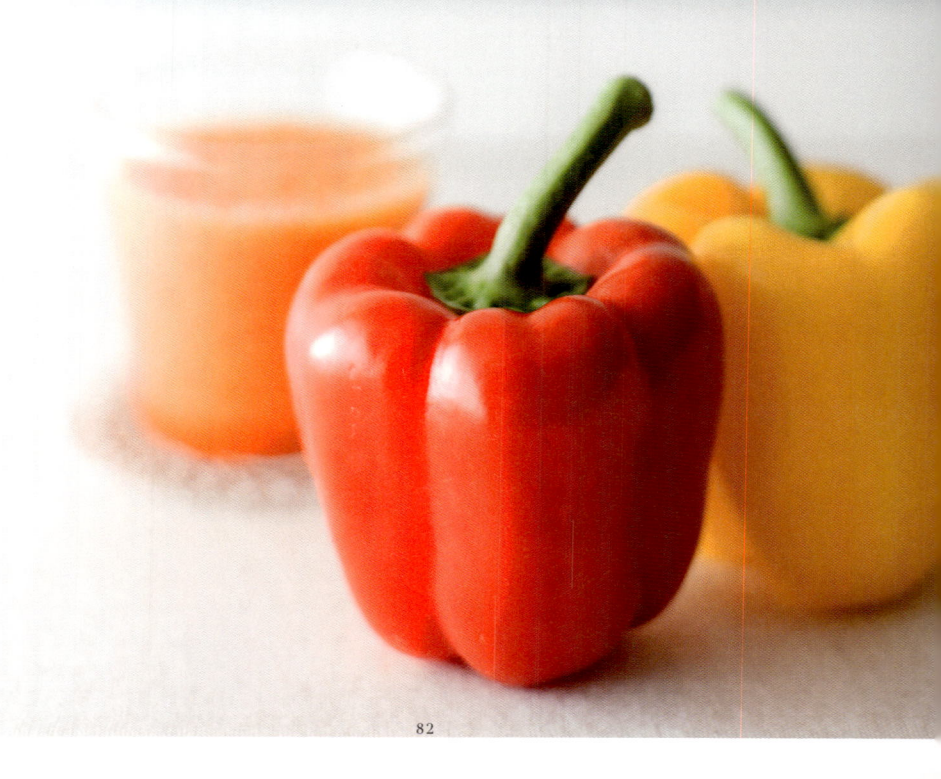

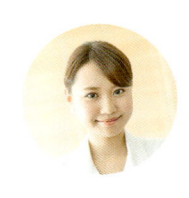
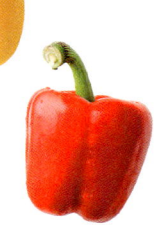

Asuna's advice!

ピーマンの仲間ですが、栄養価はピーマンより高く、甘みもあります。抗酸化作用があり免疫力を高めてくれるカロテンも豊富です。とくに赤や黄色、オレンジの色素には強い抗酸化作用があるので、美肌や老化防止が期待できる野菜です。香リが強いのでスムージーには少量を使いますが、甘みがあってジューシーな味わいです。

How to select

肉厚で、表面にハリとツヤがあるものを選びましょう。皮がやわらかかったり、しわっぽくなっているものは鮮度が落ちているので避けます。通年手に入りますが、旬は夏から秋の野菜です。

成分（100gあたり）

	赤 / 黄
エネルギー	30kcal / 27kcal
食物繊維	1.6g / 1.3g
ビタミンC	170mg / 150mg
ビタミンA	88μg / 17μg
ビタミンE	4.3mg / 2.4mg

おすすめの組み合わせ

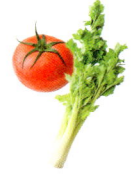

ダイエット
パプリカ ✛ トマト ✛ セロリ
84ページ

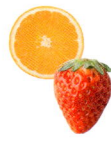

美肌づくり
パプリカ ✛ オレンジ ✛ いちご
85ページ

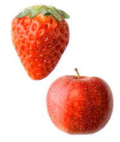

免疫力UP
パプリカ ✛ いちご ✛ りんご
86ページ

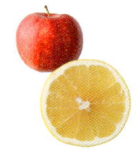

目のトラブル
パプリカ ✛ グレープフルーツ ✛ りんご
86ページ

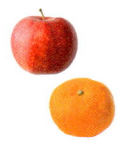

デトックス
パプリカ ✛ りんご ✛ みかん
87ページ

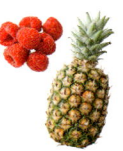

アンチエイジング
パプリカ ✛ パイナップル ✛ ラズベリー
87ページ

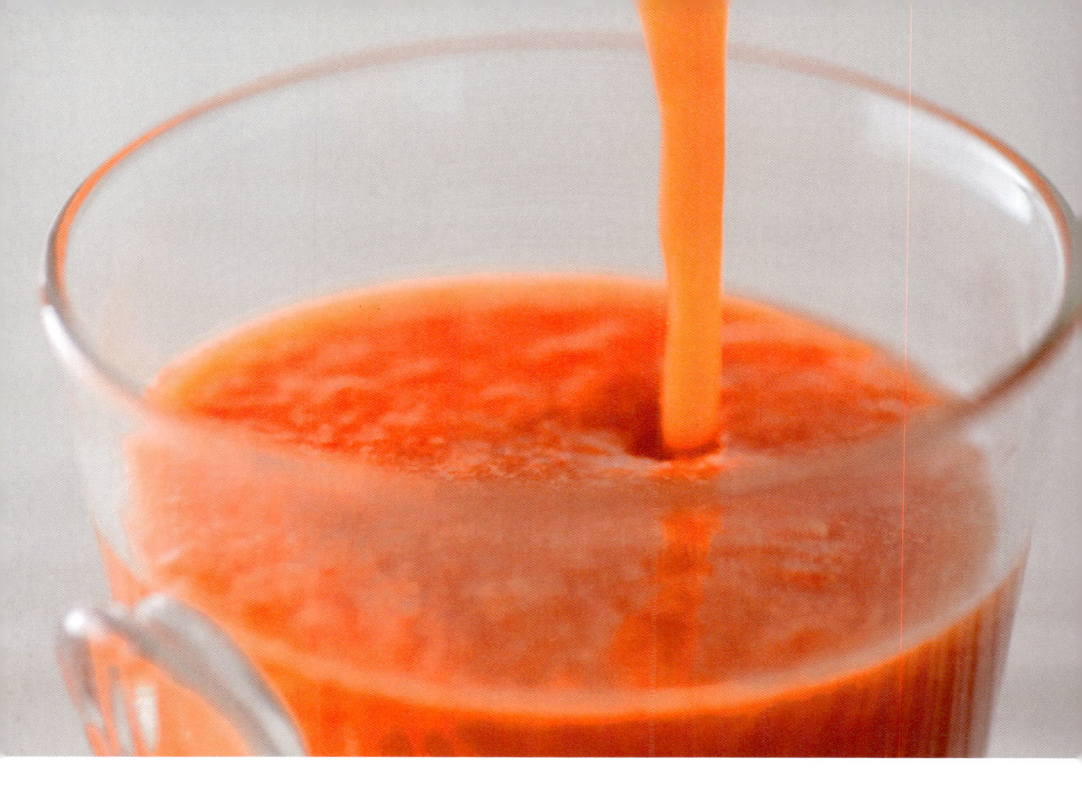

パプリカ ✚ トマト ✚ セロリ

トマトのリコピンパワーで元気をチャージするレッドスムージー。
オール野菜なので上級者向きですが、旨みもしっかり。
りんごを加えると飲みやすくなります。

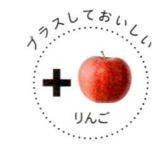

プラスしておいしい
✚
りんご

■ 材料（できあがり230g）

1 パプリカ（赤）… 1/4個
　へたと種を除き、一口大に切る

2 トマト … 1/2個
　へたを除き、一口大に切る

3 セロリ … 5cmの長さ（30g）
　葉と筋を取り、一口大に切る

4 水 … 100ml

■ 作り方

ミキサーにパプリカ、トマト、セロリを入れ、
水を加え、ふたをして攪拌する。

カロリー	28 kcal
食物繊維	1.7g
ビタミンC	79mg
ビタミンA	63μg
ビタミンE	2.3mg

美人 POINT

ダイエットにおすすめ！

パプリカとトマトに含まれる豊富なカ
ロテンとビタミンCが、強力な抗酸化
作用を発揮し、内側からきれいにし
てくれます。カロリーも低いのでダイ
エット向き。

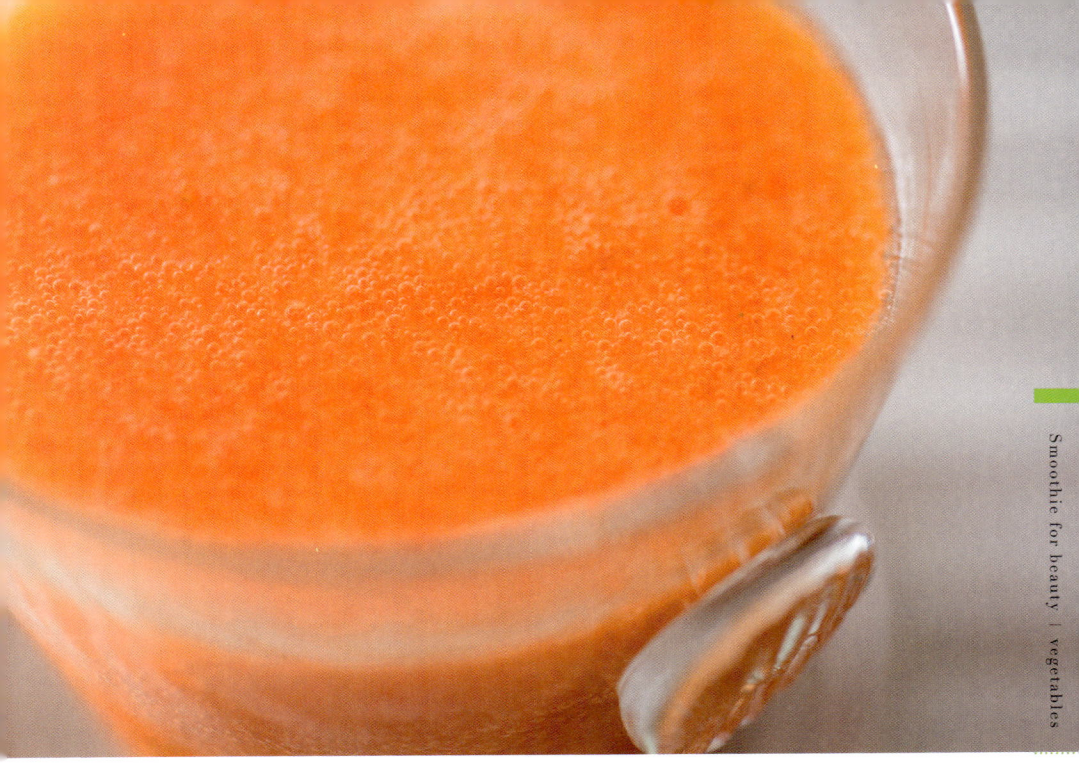

パプリカ ✛ オレンジ ✛ いちご

カロテン豊富なパプリカに、オレンジといちごの十分なビタミンCを加えることで、
コラーゲンの生成もupし、美肌づくりに役立ちます。

■ 材料 (できあがり290g)

1 パプリカ(赤) … 1/4個
   へたと種を除き、一口大に切る
2 オレンジ … 1個
   薄皮を残して皮をむき、一口大に切る
3 いちご … 4粒
   へたを除く
4 水 … 50ml

■ 作り方

ミキサーにパプリカ、オレンジ、いちごを入れ、
水を加え、ふたをして攪拌する。

カロリー	88_{kcal}

食物繊維	2.8g
ビタミンC	159mg
ビタミンA	51μg
ビタミンE	2.4mg

美人
POINT

美肌づくりにおすすめ!

パプリカのカロテンが新陳代謝を高
め、肌荒れの改善に。カロテンが体
内で変化して作られるビタミンAとオ
レンジやいちごのビタミンCで、強い
抗酸化作用を発揮して美肌をサポー
トしてくれます。

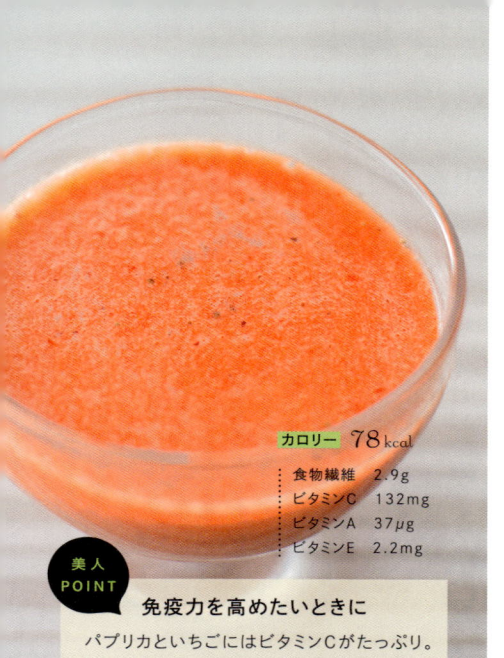

カロリー **78** kcal

食物繊維	2.9g
ビタミンC	132mg
ビタミンA	37μg
ビタミンE	2.2mg

美人 POINT

免疫力を高めたいときに

パプリカといちごにはビタミンCがたっぷり。免疫力を高めてくれるので、風邪予防にもおすすめ。

パプリカ ✛ いちご ✛ りんご

緋色に甘酸っぱい香りのスムージーは、
素敵なグラスに入れて食前酒代わりにも。

■ 材料 (できあがり300g)

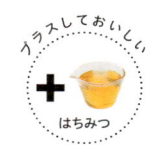
プラスしておいしい
はちみつ

1 パプリカ(赤) … 1/4個
 へたと種を除き、一口大に切る
2 いちご … 8粒
 へたを除く
3 りんご … 1/4個
 種と芯を除き、一口大に切る
4 水 … 100ml

■ 作り方

ミキサーにパプリカ、いちご、りんごを入れ、
水を加え、ふたをして攪拌する。

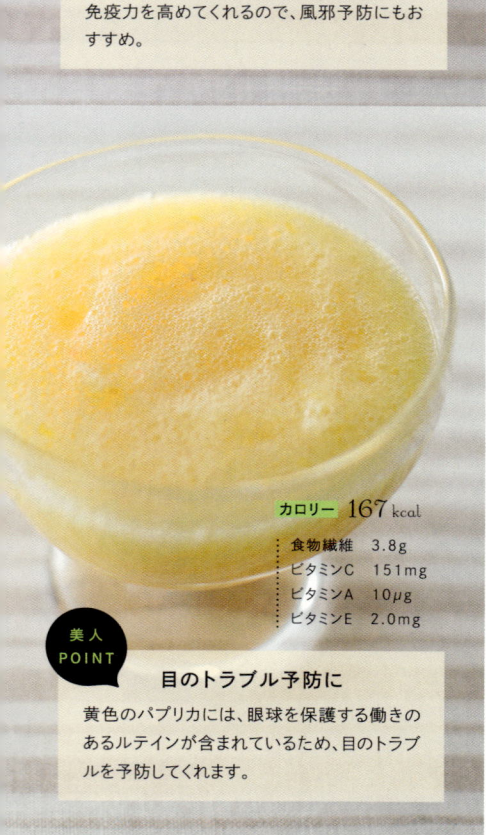

カロリー **167** kcal

食物繊維	3.8g
ビタミンC	151mg
ビタミンA	10μg
ビタミンE	2.0mg

美人 POINT

目のトラブル予防に

黄色のパプリカには、眼球を保護する働きのあるルテインが含まれているため、目のトラブルを予防してくれます。

パプリカ ✛ グレープフルーツ ✛ りんご

見た目も体にもやさしい
淡いレモンイエローのスムージー。

■ 材料 (できあがり450g)

1 パプリカ(黄) … 1/4個
 へたと種を除き、一口大に切る
2 グレープフルーツ・イエロー … 1個
 薄皮を残して皮をむき、種を除いて
 一口大に切る
3 りんご … 1/2個
 種と芯を除き、一口大に切る
4 水 … 50ml

■ 作り方

ミキサーにパプリカ、グレープフルーツ、りんごを
入れ、水を加え、ふたをして攪拌する。

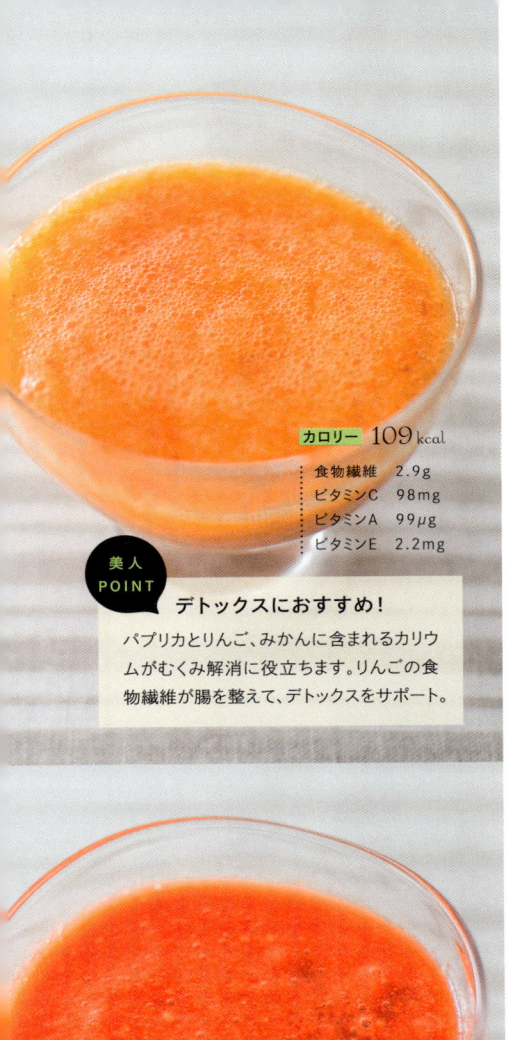

カロリー **109** kcal

食物繊維	2.9g
ビタミンC	98mg
ビタミンA	99μg
ビタミンE	2.2mg

美人
POINT

デトックスにおすすめ！

パプリカとりんご、みかんに含まれるカリウムがむくみ解消に役立ちます。りんごの食物繊維が腸を整えて、デトックスをサポート。

パプリカ
➕ りんご ➕ みかん

フルーティーなやさしい酸味と味わい。
寒い季節の風邪予防にも。

さしかえOK
みかんを
➡ バナナに

■ **材料**（できあがり280g）

1 パプリカ（赤）… 1/4個
　へたと種を除き、一口大に切る
2 りんご … 1/2個
　種と芯を除き、一口大に切る
3 みかん … 1個
　皮をむき、小房に分ける
4 水 … 50ml

■ **作り方**

ミキサーにパプリカ、りんご、みかんを入れ、
水を加え、ふたをして攪拌する。

カロリー **84** kcal

食物繊維	4.5g
ビタミンC	106mg
ビタミンA	39μg
ビタミンE	2.1mg

美人
POINT

アンチエイジングにおすすめ！

赤い野菜や果物の色素にはカプサンチンという栄養成分が含まれており、強い抗酸化作用を発揮します。

パプリカ
➕ パイナップル
➕ ラズベリー

甘さと酸味のバランスがよい、
抗酸化パワー満点のレッドスムージー。

■ **材料**（できあがり240g）

1 パプリカ（赤）… 1/4個
　へたと種を除き、一口大に切る
2 パイナップル … 1/5個（100g）
　皮と芯を除き、一口大に切る
3 ラズベリー … 1/2カップ（50g）
4 水 … 50ml

■ **作り方**

ミキサーにパプリカ、パイナップル、
ラズベリーを入れ、水を加え、ふたをして攪拌する。

Ice Recipe

スムージーと同じ要領で、材料をミキサーに入れて
スイッチオン。冷凍庫で冷やしたら、アイスが作れます!
栄養たっぷりなので、デザートに食べても後ろめたさは一切なし!
フルーツを加えたリアレンジもお好みで。

アイスの作り方(3種共通)

ミキサーに材料を入れ、
ふたをして攪拌する。
容器に移し、冷凍庫で
冷やし固める。

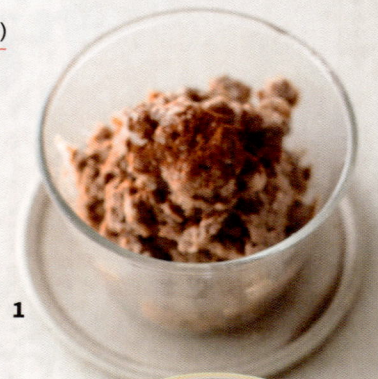

1

1 ナッツの ココアアイス

カシューナッツが濃厚な、
お子さんも好きなチョコ味

■ 材料(できあがり170g)

1 カシューナッツ … 50g
2 ココナッツオイル … 20g
3 ココアパウダー … 大さじ1
4 メープルシロップ
　 … 大さじ2
5 水 … 50g

2 きなこと黒ごまの 和風アイス

アイスクリームにも負けない
クリーミィな口当たり

■ 材料(できあがり320g)

1 アボカド … 1個
　 種を除き、皮を除き、
　 一口大に切る
2 はちみつ … 大さじ2
3 きなこ … 大さじ1
4 黒ごま … 大さじ1
5 豆乳 … 100ml

※お好みでアイスに
黒みつときなこをかける。

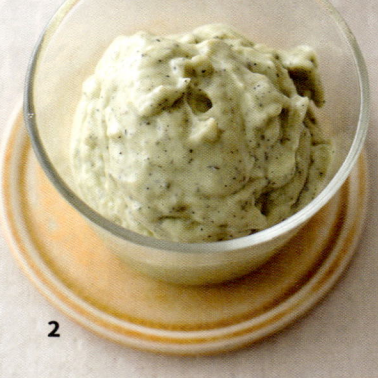

2

3 豆腐のアイス

消化吸収のいい
豆腐アイスは
夜に食べてもOK!

■ 材料(できあがり180g)

1 絹ごし豆腐 … 150g
2 ココアパウダー … 大さじ1
3 メープルシロップ
　 … 大さじ2

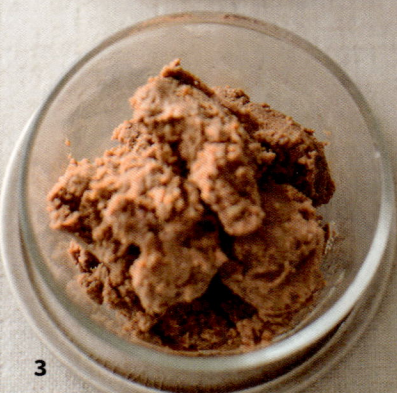

3

おやつがわりに楽しむ
スムージー

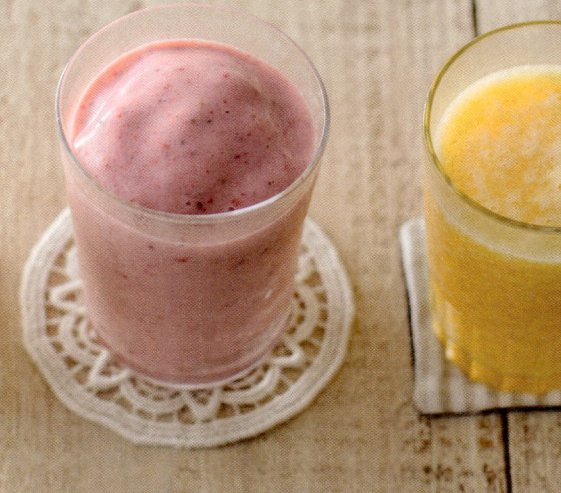

フルーツをおやつがわりにすれば、
とってもヘルシー！ヨーグルトや
豆乳などを組み合わせて、飲み
ごたえのあるスムージーにして
います。おやつスムージーには、間食
を減らしてくれ、午後からを元
気よく過ごせる効果があるので、
ダイエット中にもおすすめです。

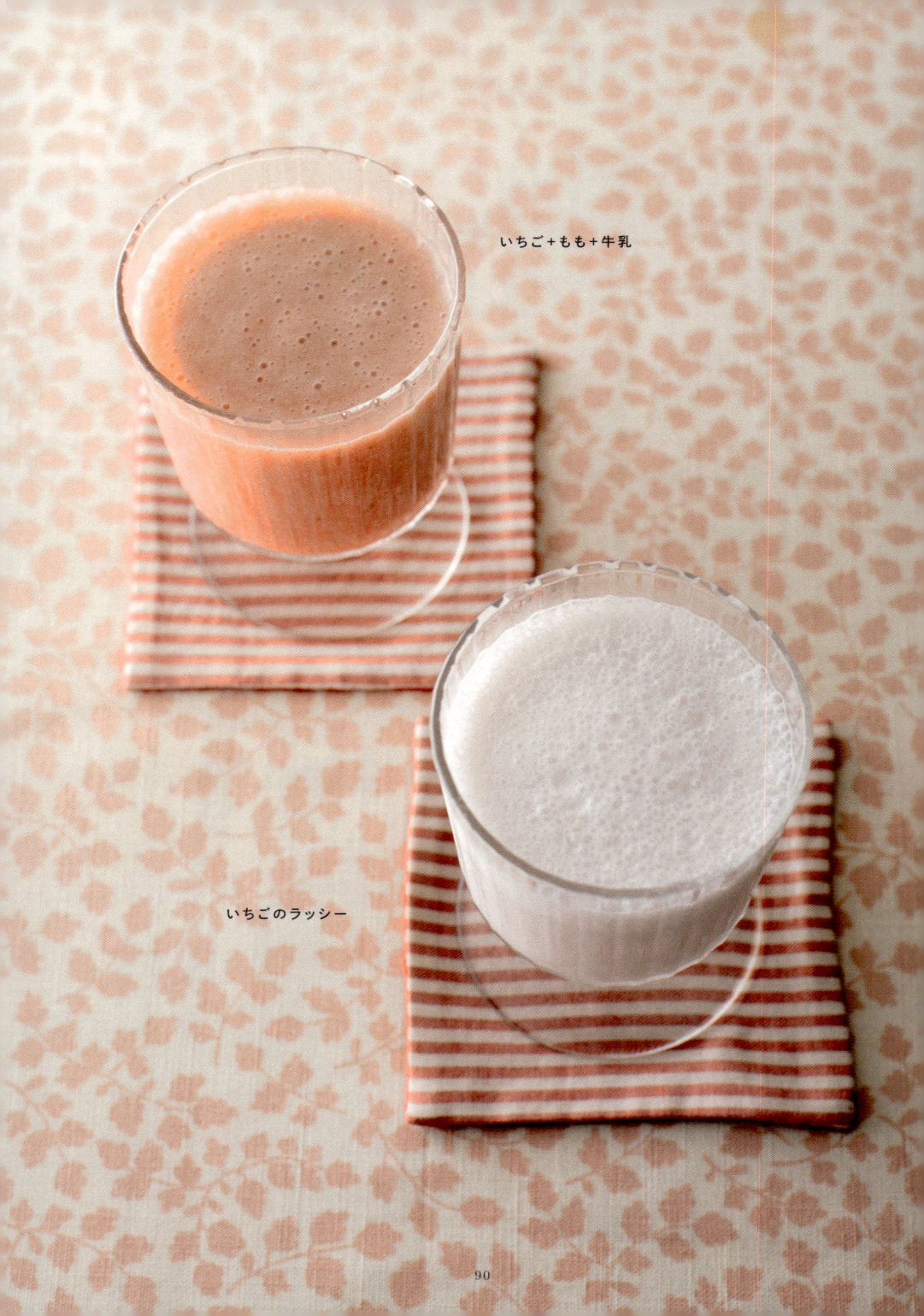

いちご＋もも＋牛乳

いちごのラッシー

いちご ✚ もも ✚ 牛乳

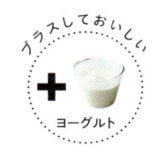
プラスしておいしい
＋
ヨーグルト

相性抜群の2つを組み合わせたピンクスムージー。
とろみのあるやさしい甘さが、空腹感を抑えてくれます。

■ **材料**（できあがり190g）

1 いちご … 8粒
へたを除く
2 もも … 1/2個
皮をむき、種を除いて一口大に切る
3 牛乳 … 50ml

■ **作り方**

ミキサーにいちご、ももを入れ、
牛乳を加え、ふたをして攪拌する。

カロリー 85 kcal

食物繊維　1.9g
ビタミンC　66mg
ビタミンA　21μg
ビタミンE　0.8mg

美人 POINT
便秘予防におすすめ！

いちごやももにはペクチンなどの食
物繊維が豊富。水溶性の食物繊維
には整腸作用があるので、便秘予
防の強い味方。

いちごのラッシー

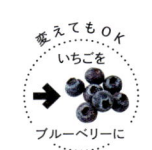
変えてもOK
いちごを
➜
ブルーベリーに

ヨーグルトの酸味にいちごの甘さを加えた飲みやすいラッシー。
食欲のない朝にもとりやすい味です。

■ **材料**（できあがり250g）

1 いちご … 8粒
へたを除く
2 ヨーグルト … 1/4カップ
3 牛乳 … 100ml

■ **作り方**

ミキサーにいちご、ヨーグルトを入れ、
牛乳を加え、ふたをして攪拌する。

カロリー 134 kcal

食物繊維　1.4g
ビタミンC　64mg
ビタミンA　57μg
ビタミンE　0.6mg

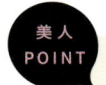
美人 POINT
腸内環境を よくしたい人に

ヨーグルトの表面の水は「ホエー」
といって水溶性のタンパク質やビ
タミン、ミネラルなどが多く含まれ
ているので、捨てずにヨーグルトと
混ぜて使いましょう。

冷凍りんご 🞤 甘酒

変えてもOK
水を → 豆乳に
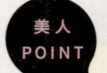

冷えたりんごと合わせると、
甘酒がすっきりとした口当たりに変わります。

カロリー 106 kcal

食物繊維	2.1g
ビタミンC	5mg
ビタミンA	2μg
ビタミンE	0.2mg

■ 材料 (できあがり270g)

1 冷凍りんご … 1/2個
　種と芯を除き、一口大に切る
2 甘酒 … 大さじ2・1/2
3 水 … 100ml

■ 作り方

ミキサーに冷凍りんご、甘酒を入れ、
水を加え、ふたをして攪拌する。

美人 POINT

便秘のお悩み改善に
りんごの赤い皮には抗酸化力の高
いアントシアニンが含まれており、
アンチエイジングに効果的。また、
りんごと甘酒の食物繊維が便秘解
消に役立ちます。

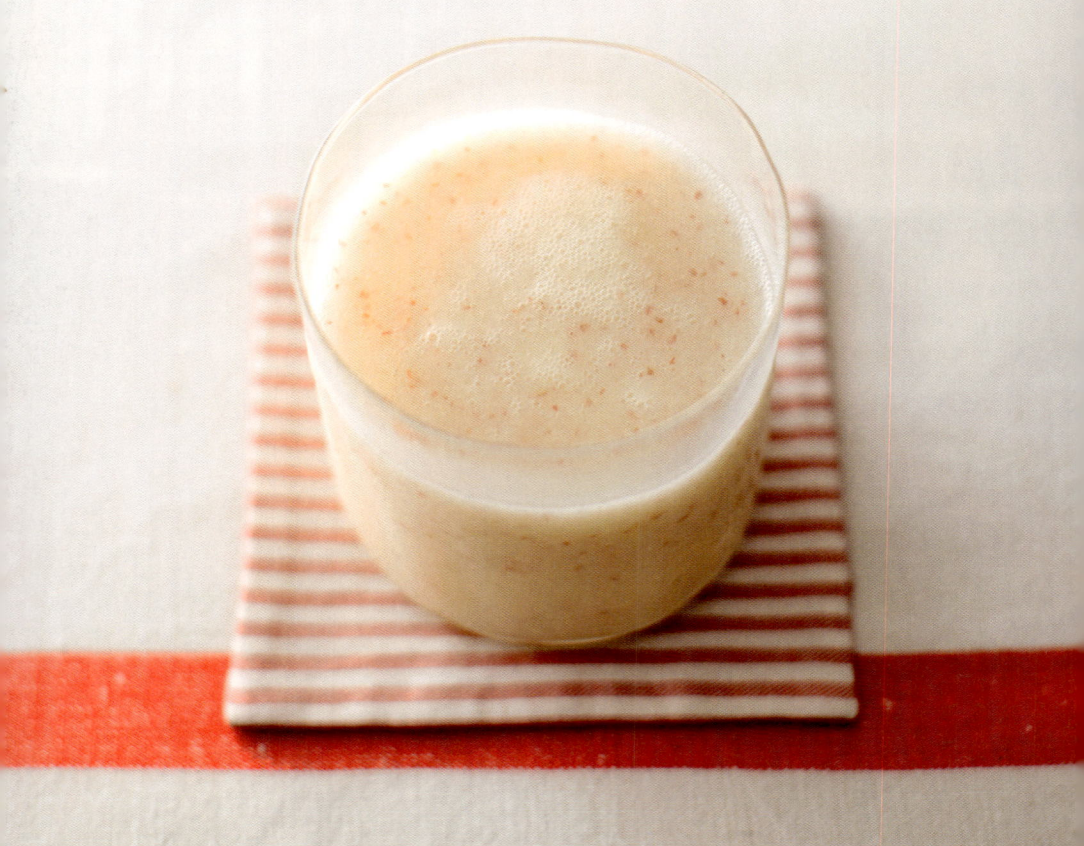

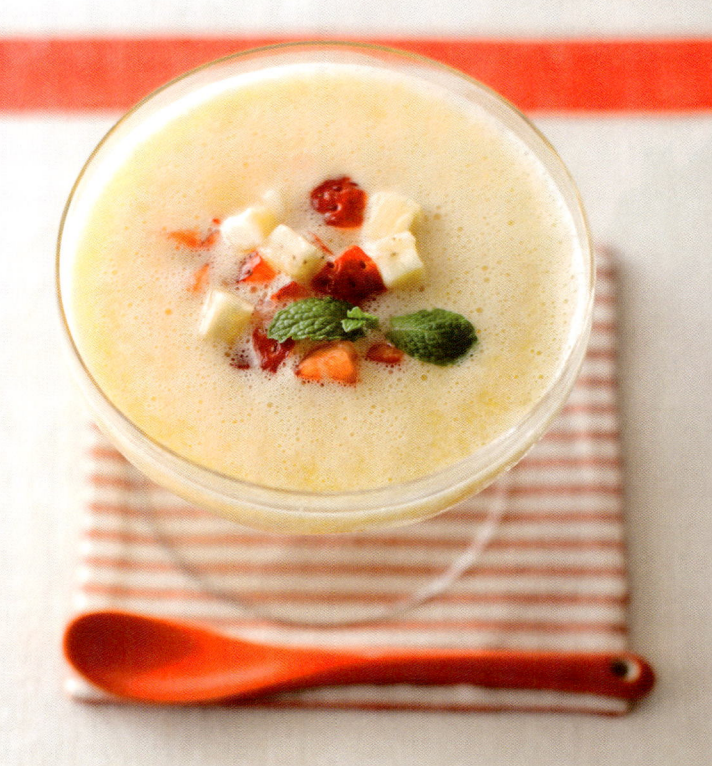

フルーツガスパチョ

スープ皿に注げば、冷製スープスムージーに。
細かくカットしたフルーツを散らして、見た目も栄養も◎。

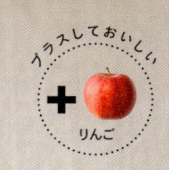

プラスしておいしい
＋
りんご

■ 材料（できあがり420g）

1 グレープフルーツ・イエロー … 1個
　薄皮を残して皮をむき、種を除いて
　一口大に切る

2 オレンジ … 1個
　薄皮を残して皮をむき、一口大に切る

■ 作り方

ミキサーにグレープフルーツ、オレンジを入れ、
ふたをして攪拌する。盛りつけたら、
トッピング用のフルーツ（分量外）を飾る。

カロリー	147 kcal
食物繊維	2.6g
ビタミンC	144mg
ビタミンA	15μg
ビタミンE	1.2mg

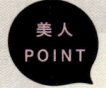

美人
POINT

ダイエット時の
サポートに

スプーンで一口ずつ食べれば満腹
感を得られやすい。カットフルーツ
と一緒に噛んでとれば、唾液に含ま
れる消化酵素アミラーゼが働くので
胃腸の負担を減らしてくれます。

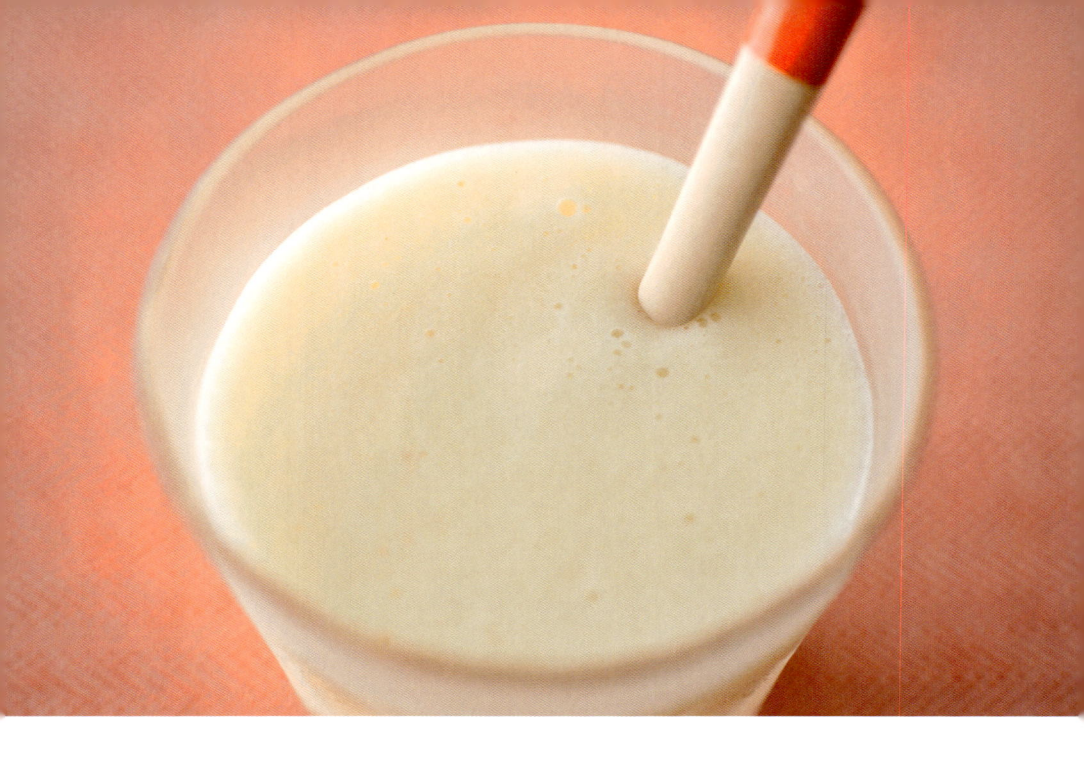

グレープフルーツと冷凍パイナップルのシャーベット風スムージー

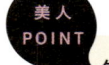

プラスしておいしい ＋ はちみつ

冷凍したパイナップルに水分の多いグレープフルーツを組み合わせて
ミキサーにかけると、さっぱりとしたシャーベット風スムージーが作れます。

■ 材料（できあがり390g）

1 グレープフルーツ・ホワイト … 1個
　薄皮を残して皮をむき、
　種を除いて一口大に切る
2 冷凍パイナップル … 1/5個（100g）
　一口大に切る
3 水 … 50ml

■ 作り方

ミキサーにグレープフルーツ、冷凍パイナップルを
入れ、水を加え、ふたをして攪拌する。

カロリー	142 kcal
食物繊維	3g
ビタミンC	113mg
ビタミンA	3μg
ビタミンE	0.7mg

美人 POINT

ダイエット時のおやつに

フルーツだけで作るシャーベットは
市販のものよりもカロリーが低く、
無添加なので安心して食べられま
す。パイナップルのクエン酸は疲れ
をとってくれるので、夏バテ予防の
おやつにも。

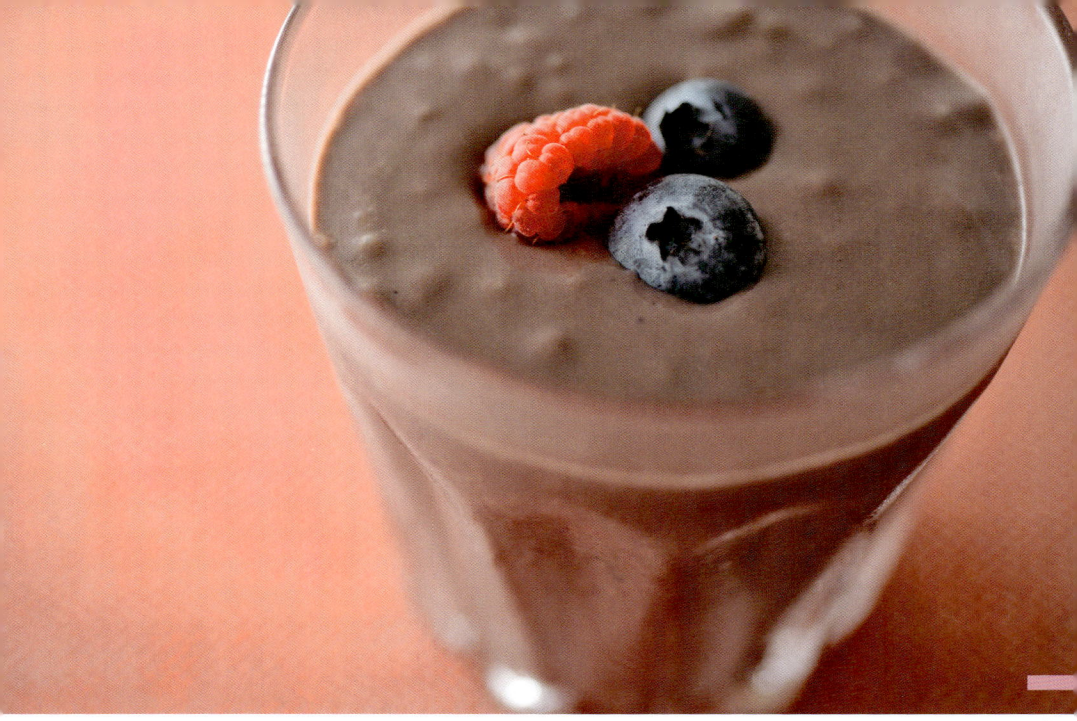

アサイースムージー

注目フルーツのアサイーを使った栄養満点スムージー。
水分を減らしてグラノーラをトッピングすれば、アサイーボウルに。

■ 材料（できあがり420g）

1 アサイーピューレ（冷凍）
　… 100g
　一口大に切る
2 いちご … 4粒
　へたを除く

3 バナナ … 1/2本
　皮をむき、一口大に切る
4 ブルーベリー（冷凍）… 20g
5 はちみつ … 大さじ1
6 豆乳 … 150ml

カロリー	288 kcal
食物繊維	4.5g
ビタミンC	328mg
ビタミンA	270μg
ビタミンE	7.3mg

■ 作り方

ミキサーにアサイーピューレ、いちご、バナナ、
ブルーベリー、はちみつを入れ、豆乳を加え、
ふたをして攪拌する。盛りつけたら、
トッピング用のフルーツ（分量外）を飾る。

美人 POINT　肌にハリを
もたせたいときに

アサイーはスーパーフードと呼ばれ
るほど栄養価が高いフルーツ。な
かでも抗酸化力のあるポリフェノー
ルが豊富で、老化を防ぎ、肌を整
えてくれます。

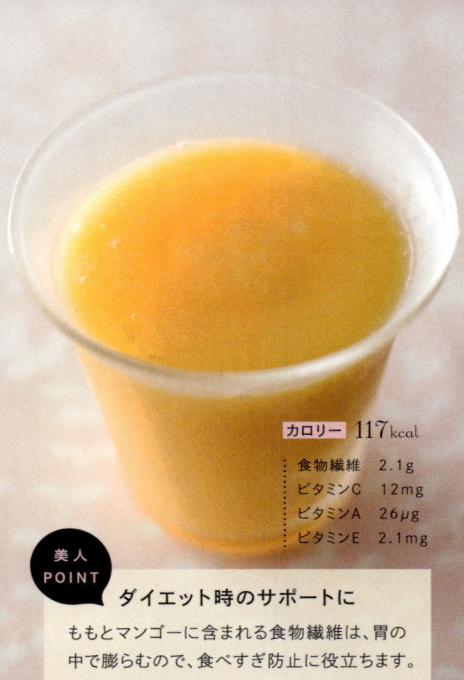

もも ✛ マンゴー

濃厚な味わいの甘く
フルーティな2つの組み合わせ。
水を牛乳に変えても。

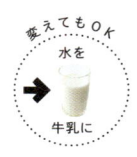

変えてもＯＫ
水を ➡ 牛乳に

■ **材料**（できあがり200g）

1 もも（缶詰）… 1/2個（100g）
　一口大に切る
2 マンゴー … 1/4個
　一口大に切り込みを入れ、皮を取る
3 水 … 50ml

■ **作り方**

ミキサーにもも、マンゴーを入れ、水を加え、
ふたをして攪拌する。

カロリー 117kcal

食物繊維	2.1g
ビタミンC	12mg
ビタミンA	26μg
ビタミンE	2.1mg

美人
POINT

ダイエット時のサポートに

ももとマンゴーに含まれる食物繊維は、胃の
中で膨らむので、食べすぎ防止に役立ちます。
もものペクチンにはデトックス効果も。

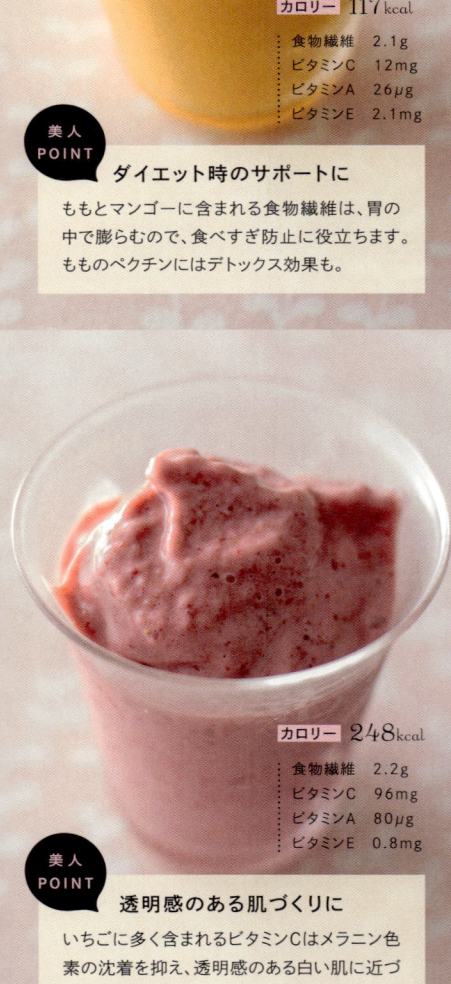

冷凍いちご ✛ はちみつ ✛ 牛乳

疲労回復を促すはちみつを加えた
いちごシェイク。仕事や勉強に
疲れたときのおやつにどうぞ。

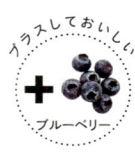

プラスしておいしい
ブルーベリー

■ **材料**（できあがり380g）

1 冷凍いちご … 12粒
2 はちみつ … 大さじ1
3 牛乳 … 200ml

■ **作り方**

ミキサーに冷凍いちご、はちみつを入れ、
牛乳を加え、ふたをして攪拌する。

カロリー 248kcal

食物繊維	2.2g
ビタミンC	96mg
ビタミンA	80μg
ビタミンE	0.8mg

美人
POINT

透明感のある肌づくりに

いちごに多く含まれるビタミンCはメラニン色
素の沈着を抑え、透明感のある白い肌に近づ
けてくれます。

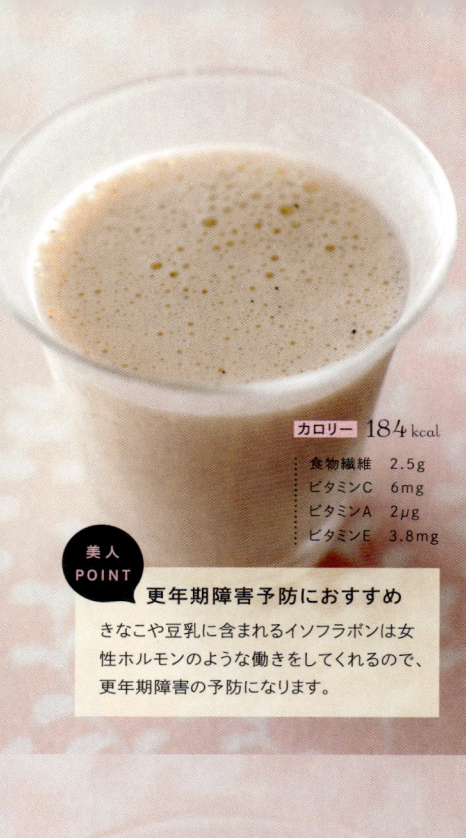

カロリー 184 kcal

食物繊維	2.5g
ビタミンC	6mg
ビタミンA	2μg
ビタミンE	3.8mg

美人 POINT

更年期障害予防におすすめ

きなこや豆乳に含まれるイソフラボンは女性ホルモンのような働きをしてくれるので、更年期障害の予防になります。

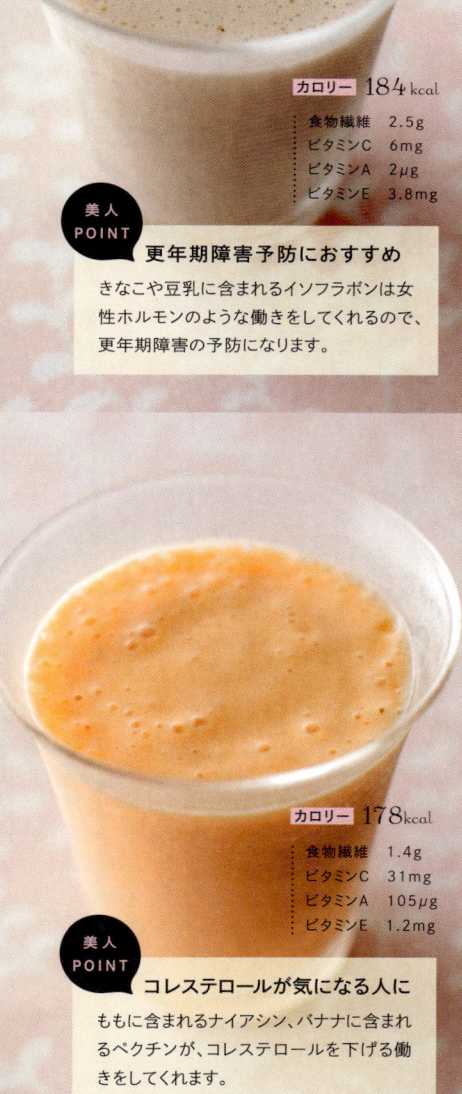

カロリー 178 kcal

食物繊維	1.4g
ビタミンC	31mg
ビタミンA	105μg
ビタミンE	1.2mg

美人 POINT

コレステロールが気になる人に

ももに含まれるナイアシン、バナナに含まれるペクチンが、コレステロールを下げる働きをしてくれます。

バナナ ✚ きなこ ✚ 黒ごま ✚ 豆乳

黒ごまときなこの組み合わせで
和風のスムージー。
イソフラボンパワーで女子力up！

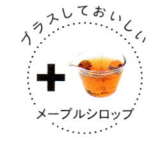

プラスしておいしい
メープルシロップ

■ **材料** (できあがり210g)

1 バナナ … 1/2本
　皮をむき、一口大に切る
2 きなこ … 大さじ1
3 黒ごま … 小さじ1
4 豆乳 … 150ml

■ **作り方**

ミキサーにバナナ、きなこ、黒ごまを入れ、
豆乳を加え、ふたをして攪拌する。

みかん ✚ もも ✚ 冷凍バナナ ✚ 牛乳

バナナベースのクリーミィな味わいは、
おやつに最適。昔懐かしい
ミックスジュースの味です。

さしかえOK
牛乳を
➡
豆乳に

■ **材料** (できあがり260g)

1 みかん … 1個
　皮をむき、4等分に分ける
2 もも(缶詰) … 50g
　一口大に切る
3 冷凍バナナ … 1/2本
　皮をむき、一口大に切る
4 牛乳 … 100ml

■ **作り方**

ミキサーにみかん、もも、冷凍バナナを入れ、
牛乳を加え、ふたをして攪拌する。

Butter Recipe

スムージーづくりに慣れたら、ココナッツオイルにも挑戦。
24℃以下で固まる性質を生かして、バターが作れます。
かたまりをスプーンですくってパンにのせ、
トースターで焼くと、とろりと溶けて食べ頃に。

バターの作り方（2種共通）

ミキサーに材料を入れ、
ふたをして攪拌する。

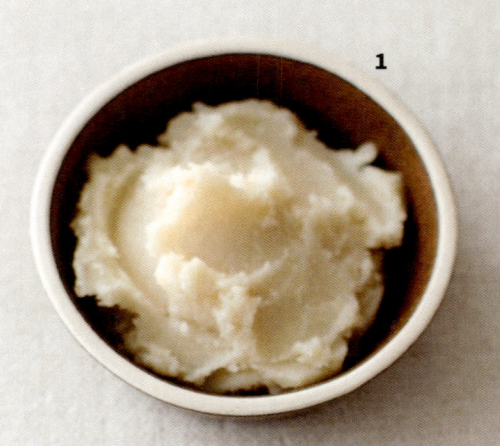

1 メープル くるみバター

パンとの相性抜群！の
やさしい甘み

■ **材料**（できあがり190g）

1　くるみ … 100g
2　ココナッツオイル … 50g
3　メープルシロップ … 大さじ2

2 ピーナッツ バター

ピーナッツ×
ココナッツオイルで
濃厚なおいしさ

■ **材料**（できあがり190g）

1　ピーナッツ … 100g
2　ココナッツオイル … 50g
3　はちみつ … 大さじ2

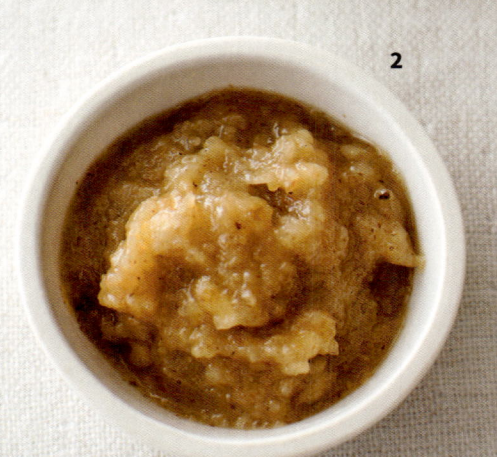

ホットで楽しむ
スムージー

スープ系

スイーツ系

野菜たっぷりのスムージーは、スープのように消化吸収がよいので、身体にやさしいのが特徴。副菜の一品として食卓を彩ってくれます。ココアや甘酒などを使ったスムージーは、スイーツのような甘みで気持ちをほっこりとやわらげてくれます。

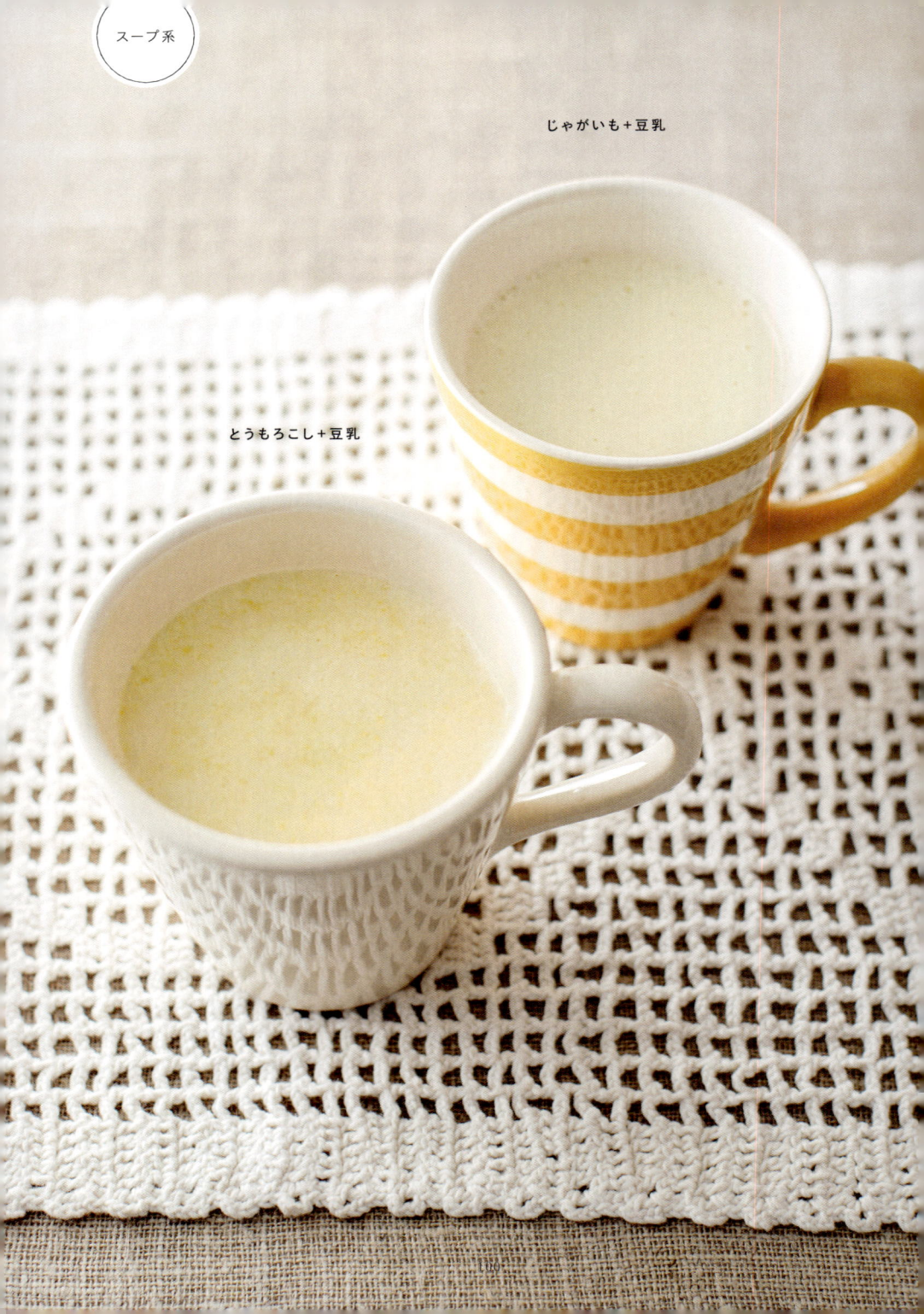

じゃがいも＋豆乳

とうもろこし＋豆乳

じゃがいも ＋ 豆乳

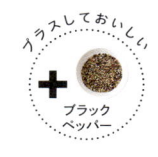

プラスしておいしい
ブラック
ペッパー

じゃがいもに含まれるビタミンCは熱に強いので、ホットスムージー向き。
とろりとした腹もちのよいポタージュで体の芯から温めて。

■ **材料**（できあがり210g）

1　じゃがいも … 1/2個
　　皮をむき、一口大に切る
2　豆乳 … 150ml
3　塩 … 少々

■ **作り方**

じゃがいもはラップに包み、電子レンジで
2分ほど加熱する。ミキサーにじゃがいもと豆乳、
塩を加え、ふたをして攪拌し、
鍋または電子レンジで温める。

カロリー	139 kcal

食物繊維	1.2g
ビタミンC	18mg
ビタミンA	− μg
ビタミンE	3.5mg

美人 POINT

**疲れたときに
おすすめ！**

じゃがいもは「大地のりんご」といわ
れているほどビタミンが豊富。とくに
ビタミンCが多く、疲労回復に効果
があります。

とうもろこし ＋ 豆乳

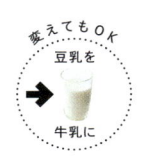

冷えてもOK
豆乳を
→
牛乳に

自然な甘みで心も体もほっこり。
コーンスープもスムージーと
同じ作り方でできるので簡単です。

■ **材料**（できあがり310g）

1　とうもろこし（缶詰）… 100g
2　豆乳 … 200ml
3　塩 … 少々

■ **作り方**

ミキサーにとうもろこしと豆乳、塩を加え、
ふたをして攪拌し、
鍋または電子レンジで温める。

カロリー	216 kcal

食物繊維	3.9g
ビタミンC	2mg
ビタミンA	5μg
ビタミンE	4.7mg

美人 POINT

**疲れたときに
おすすめ！**

とうもろこしには疲労回復効果のある
アミノ酸が多く含まれます。血行をよ
くするビタミンEが、とうもろこしや豆
乳に豊富なので、体も温まります。

さつまいも ✚ 豆乳

さつまいもの甘みが子どもにも人気のあったかスムージー。
秋を感じる一品です。

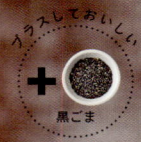

プラスしておいしい
黒ごま

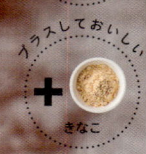

プラスしておいしい
きなこ

▨ 材料（できあがり200g）

1 さつまいも … 2cmの長さ（50g）
皮つきのまま一口大に切る
2 豆乳 … 150ml
3 塩 … 少々

▨ 作り方

さつまいもはラップに包み、電子レンジで
2分ほど加熱する。ミキサーにさつまいもと豆乳、
塩を加え、ふたをして攪拌し、
鍋または電子レンジで温める。

カロリー	167 kcal
食物繊維	1.7g
ビタミンC	14mg
ビタミンA	1μg
ビタミンE	4.3mg

美人 POINT

便秘が気になるときに
さつまいもに含まれる豊富な食物
繊維が腸の動きをよくしてくれるの
で、便秘改善が期待できます。

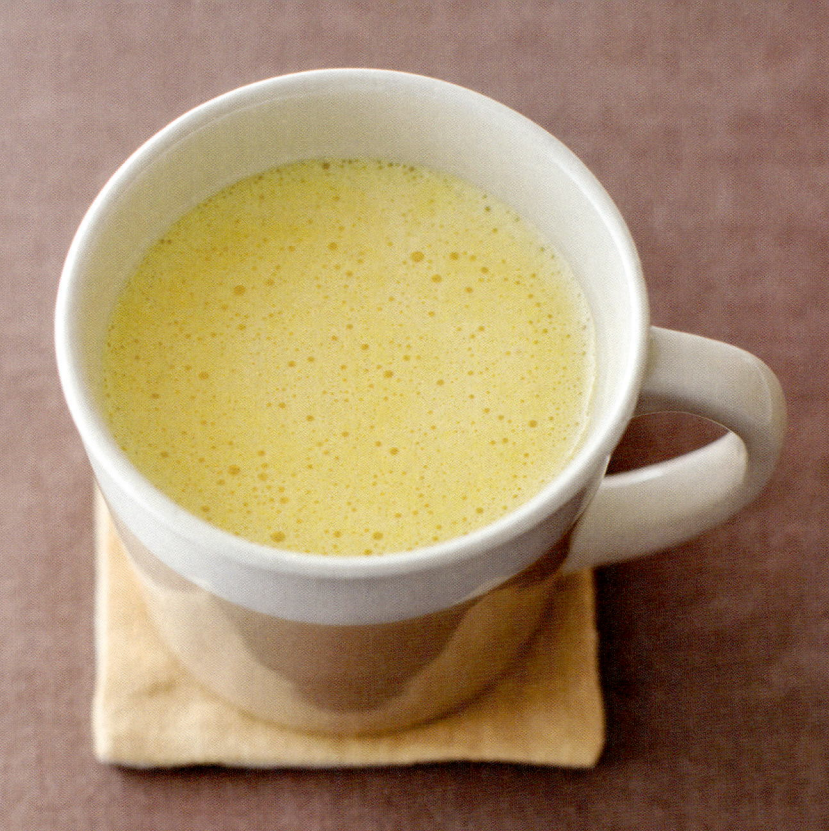

かぼちゃ ✚ 豆乳

クリーミーなパンプキンスムージー。
温めて飲むとまろやかさをおいしく味わえます。

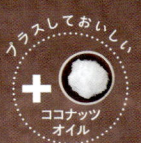

プラスしておいしい
✚
ココナッツ
オイル

■ 材料（できあがり210g）

1 かぼちゃ … 50g
　種を除き、皮つきのまま一口大に切る
2 豆乳 … 150ml
3 塩 … 少々

■ 作り方

かぼちゃはラップに包み、電子レジンで
2分ほど加熱する。ミキサーにかぼちゃと豆乳、
塩を入れ、ふたをして攪拌し、
鍋または電子レンジで温める。

カロリー	147 kcal
食物繊維	2.3g
ビタミンC	22mg
ビタミンA	165µg
ビタミンE	6mg

美人 POINT

肩こりがつらいときに

かぼちゃに含まれるビタミンEはホルモンの調整機能があり、更年期障害による肩こりなどをやわらげてくれます。また、血行をよくする働きがあるので、冷えの改善にも。

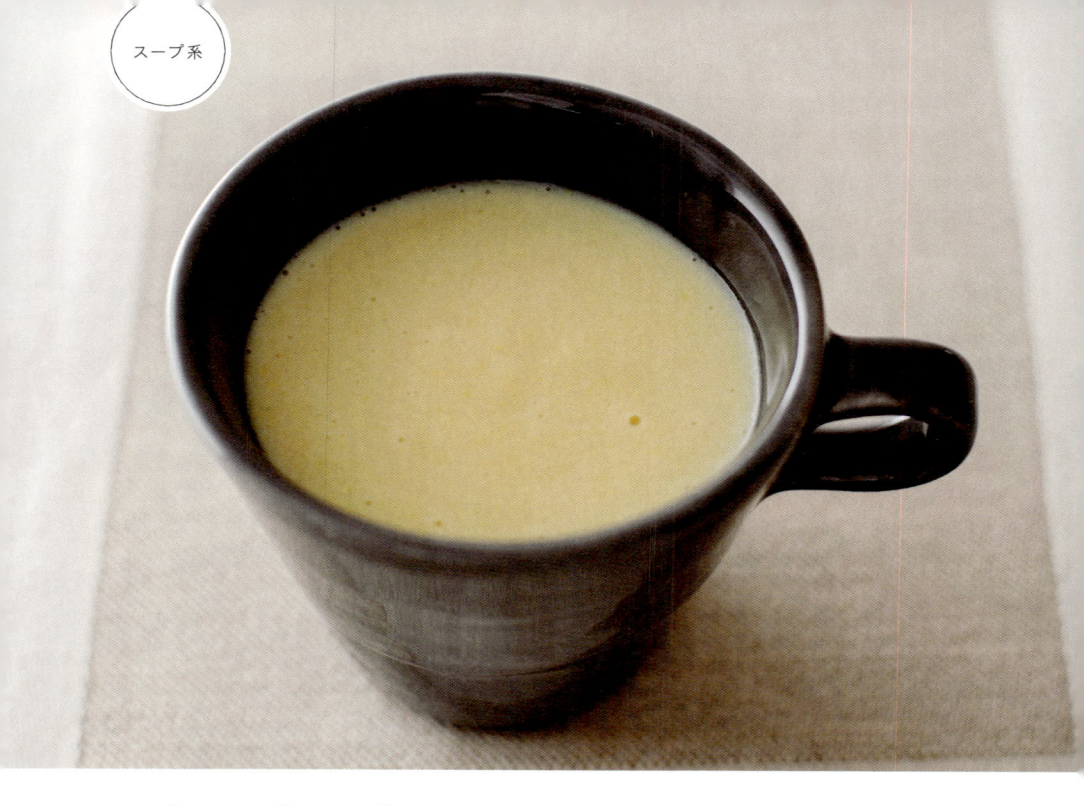

さつまいも ✚ とうもろこし ✚ 豆乳

食物繊維たっぷりの組み合わせ、朝に飲んでおなかもスッキリ！

■ 材料（できあがり250g）

1　さつまいも … 2cmの長さ（50g）
　　皮つきのまま一口大に切る
2　とうもろこし（缶詰）… 50g
3　塩 … 少々
4　豆乳 … 150ml

■ 作り方

さつまいもはラップに包み、電子レンジで2分ほど
加熱する。ミキサーにさつまいも、とうもろこし、
塩を入れ、豆乳を加え、ふたをして撹拌し、
鍋または電子レンジで温める。

カロリー	203kcal

食物繊維　3.4g
ビタミンC　15mg
ビタミンA　4μg
ビタミンE　4.4mg

美人 POINT

便秘改善と代謝アップに

とうもろこしとさつまいもはどちらも
食物繊維が豊富。便秘の予防や改
善におすすめの食材です。コーン
に含まれるビタミンB群は糖質を分
解して代謝をアップさせる働きも。

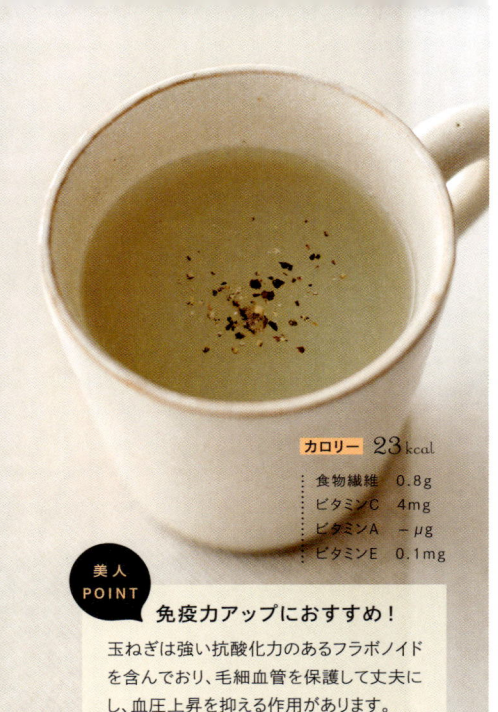

玉ねぎ氷のスープ

玉ねぎ氷を作っておけば、
あっという間においしい
スープのできあがり。

■ 材料（できあがり150g）

1 玉ねぎ氷（P.13参照）… 50g
2 ブラックペッパー … 少々
3 塩 … 少々
4 水 … 100ml

■ 作り方

ミキサーに玉ねぎ氷、ブラックペッパー、
塩を入れ、水を加え、ふたをして攪拌し、
鍋または電子レンジで温める。

カロリー	23 kcal

食物繊維　0.8g
ビタミンC　4mg
ビタミンA　－μg
ビタミンE　0.1mg

美人 POINT

免疫力アップにおすすめ！

玉ねぎは強い抗酸化力のあるフラボノイド
を含んでおり、毛細血管を保護して丈夫に
し、血圧上昇を抑える作用があります。

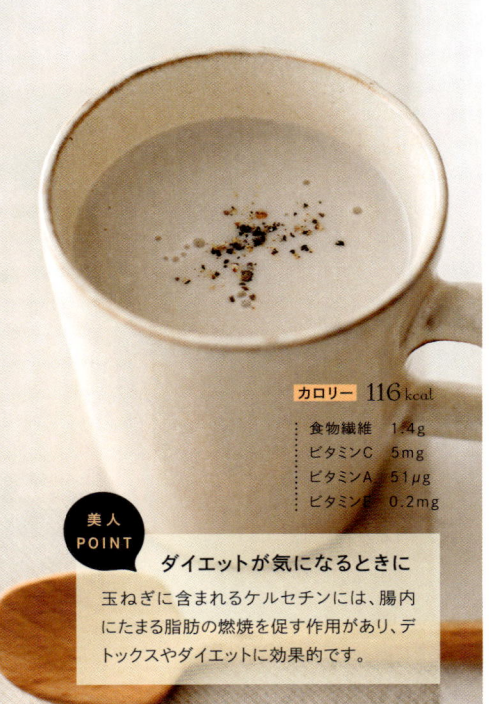

玉ねぎ氷
✚ マッシュルーム
✚ 牛乳

マッシュルームの香りが食欲を
そそるコクのある本格スープ。

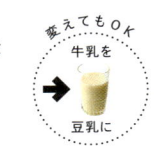
変えてもOK
牛乳を ➡ 豆乳に

■ 材料（できあがり210g）

1 玉ねぎ氷（P.13参照）… 50g
2 マッシュルーム … 3個（30g）
3 ブラックペッパー … 少々
4 塩 … 少々
5 牛乳 … 130ml

■ 作り方

ミキサーに玉ねぎ氷、マッシュルーム、
ブラックペッパー、塩を入れ、牛乳を加え、
ふたをして攪拌し、鍋または電子レンジで温める。

カロリー	116 kcal

食物繊維　1.4g
ビタミンC　5mg
ビタミンA　51μg
ビタミンE　0.2mg

美人 POINT

ダイエットが気になるときに

玉ねぎに含まれるケルセチンには、腸内
にたまる脂肪の燃焼を促す作用があり、デ
トックスやダイエットに効果的です。

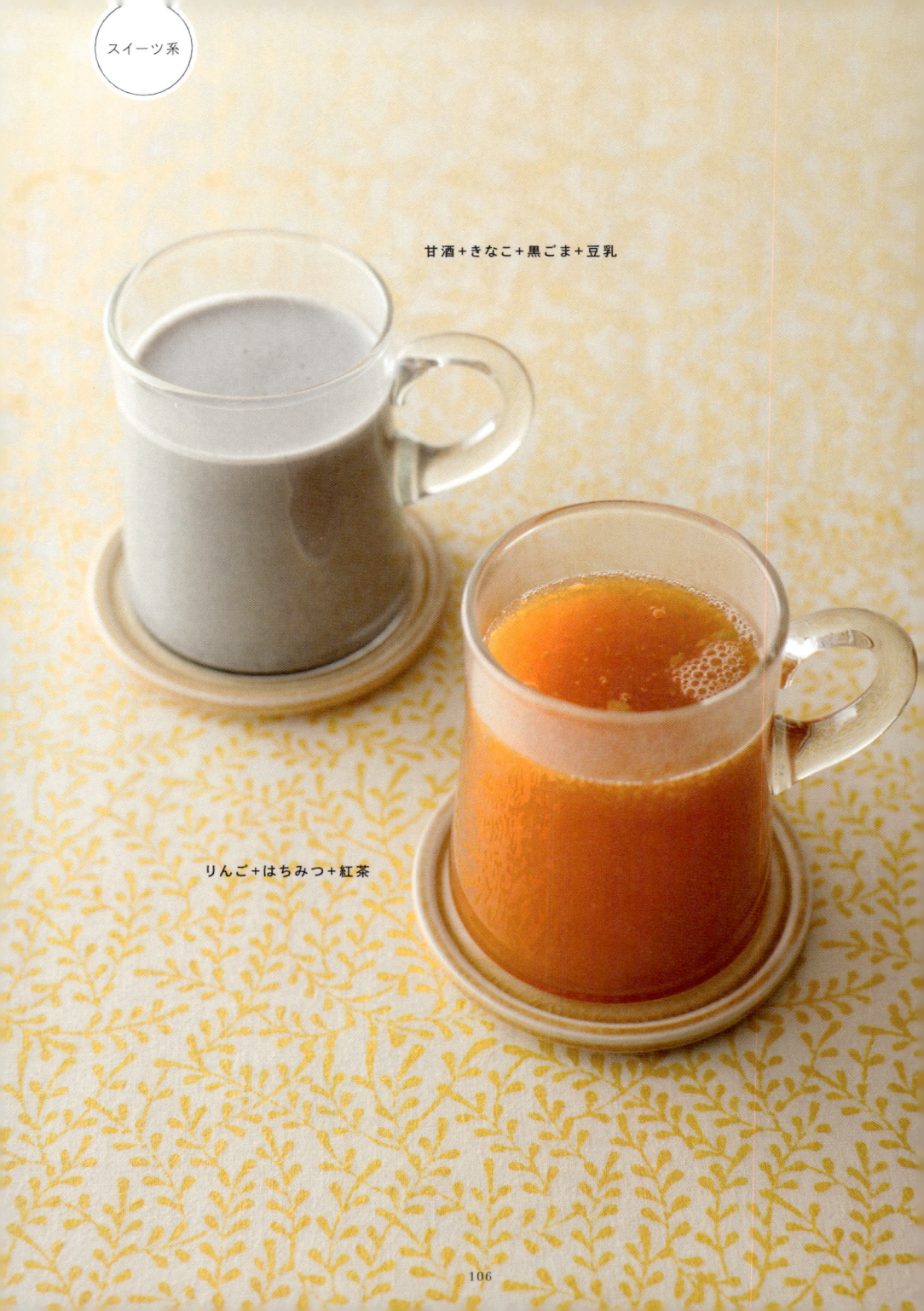

甘酒+きなこ+黒ごま+豆乳

りんご+はちみつ+紅茶

甘酒 ✛ きなこ ✛ 黒ごま ✛ 豆乳

栄養満点の甘酒に、女性ホルモンの働きを整える
大豆食材を組み合わせたスムージー。
香ばしい黒ごまが味のアクセント。

カロリー 180 kcal

食物繊維	2.4g
ビタミンC	－ mg
ビタミンA	－ µg
ビタミンE	3.6mg

■ 材料 (できあがり190g)

1 甘酒 … 大さじ1・1/2
2 きなこ … 大さじ1
3 黒ごま … 小さじ2
4 豆乳 … 150ml

■ 作り方

ミキサーに甘酒、きなこ、黒ごまを入れ、
豆乳を加え、ふたをして攪拌し、
鍋または電子レンジで温める。

美人 POINT

**アンチエイジングに
おすすめ！**

黒ごまのゴマリグナンは肝機能を向
上させ、肌細胞の代謝を促してくれ
ます。黒ごまときなこには、どちらも
女性ホルモンの分泌を促すビタミン
Eが豊富で、自律神経のバランスを
整える効果もあります。

りんご ✛ はちみつ ✛ 紅茶

冷やして飲んでもおいしいアップルティー。
りんごの皮は渋みが出るのでむいて使って。

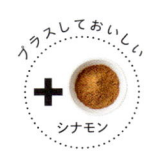

プラスしておいしい
＋
シナモン

カロリー 39 kcal

食物繊維	0.5g
ビタミンC	1mg
ビタミンA	1µg
ビタミンE	0.1mg

■ 材料 (できあがり190g)

1 りんご … 1/8個
　皮をむき、種と芯を除き、一口大に切る
2 はちみつ … 小さじ1
3 紅茶 … 150ml

■ 作り方

ミキサーにりんご、はちみつを入れ、紅茶を加え、
ふたをして攪拌し、鍋または電子レンジで温める。

美人 POINT

**ダイエットに
おすすめ！**

紅茶に含まれる紅茶カテキンには糖
分分解酵素があり、フルーツの消化を
助けてくれます。紅茶のアロマでリラッ
クスできるので、やけ食い予防にも。

Hot smoothies

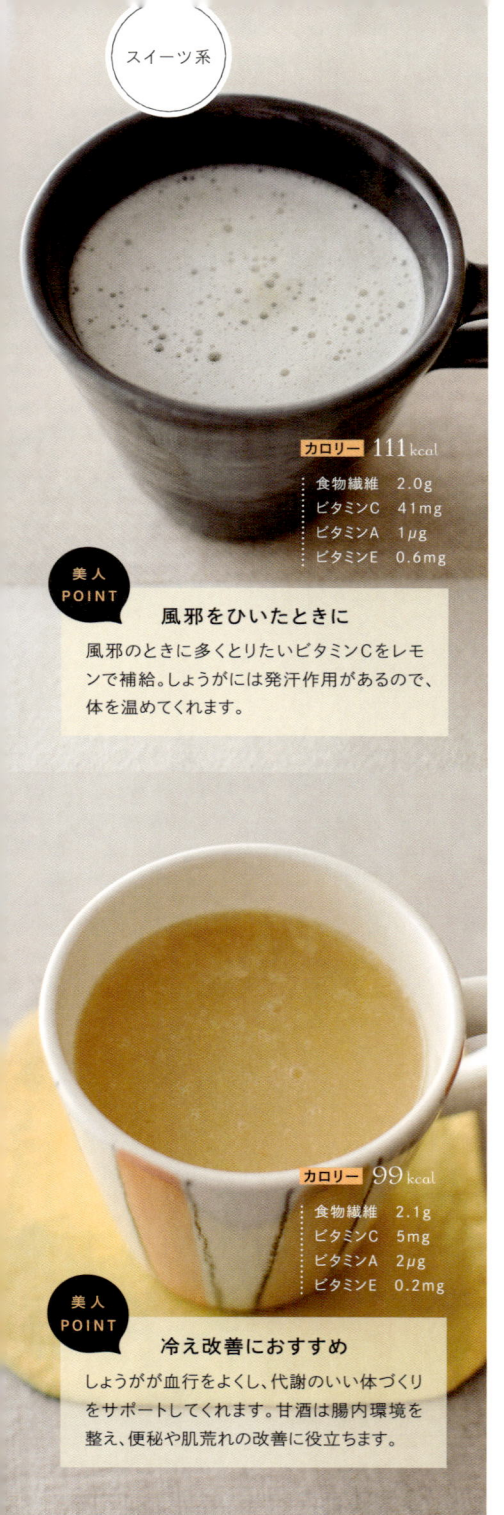

カロリー **111**kcal

食物繊維	2.0g
ビタミンC	41mg
ビタミンA	1μg
ビタミンE	0.6mg

美人 POINT

風邪をひいたときに

風邪のときに多くとりたいビタミンCをレモンで補給。しょうがには発汗作用があるので、体を温めてくれます。

カロリー **99**kcal

食物繊維	2.1g
ビタミンC	5mg
ビタミンA	2μg
ビタミンE	0.2mg

美人 POINT

冷え改善におすすめ

しょうがが血行をよくし、代謝のいい体づくりをサポートしてくれます。甘酒は腸内環境を整え、便秘や肌荒れの改善に役立ちます。

レモン ✛ しょうが ✛ はちみつ

ホットレモネードは風邪気味のときに。
お子さん向けにはしょうがを加えずに作っても。

■ **材料**（できあがり220g）

1 レモン … 1／2個
　薄皮を残して皮をむき、一口大に切る
2 しょうが … 小さじ1／3
　すりおろす
3 はちみつ … 大さじ1・1／2
4 水 … 150ml

■ **作り方**

ミキサーにレモン、しょうが、はちみつを入れ、
水を加え、ふたをして攪拌し、
鍋または電子レンジで温める。

りんご ✛ 甘酒 ✛ しょうが

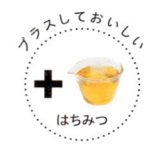

プラスしておいしい ＋ はちみつ

やさしい口当たりでりんごと甘酒のほんのりとした
甘さで飲みやすい組み合わせ。甘酒が好きな人は、
水を減らして甘酒の量を調整して。

■ **材料**（できあがり260g）

1 りんご … 1／2個
　種と芯を除き、一口大に切る
2 甘酒 … 50ml
3 しょうが … 小さじ1／2
　すりおろす
4 水 … 100ml

■ **作り方**

ミキサーにりんご、しょうがを入れ、
甘酒と水を加え、ふたをして攪拌し、
鍋または電子レンジで温める。

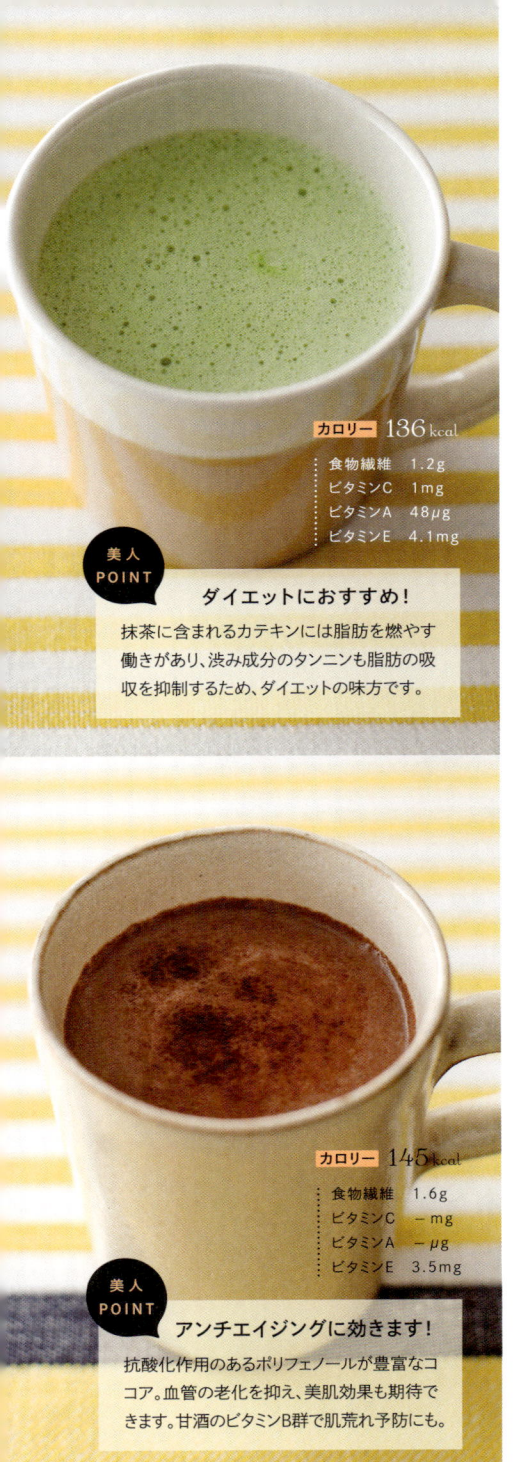

甘酒 ✛ 抹茶 ✛ はちみつ ✛ 豆乳

抹茶の渋さと甘酒の甘みが相性のいい、
和スタイルのホットスムージー。

■ 材料 (できあがり180g)

1 甘酒 … 大さじ1
2 抹茶 … 小さじ1
3 はちみつ … 小さじ1
4 豆乳 … 150ml

■ 作り方

ミキサーに甘酒、豆乳を入れ、
抹茶とはちみつを加え、ふたをして攪拌し、
鍋または電子レンジで温める。

カロリー	136 kcal
食物繊維	1.2g
ビタミンC	1mg
ビタミンA	48μg
ビタミンE	4.1mg

美人 POINT

ダイエットにおすすめ！

抹茶に含まれるカテキンには脂肪を燃やす
働きがあり、渋み成分のタンニンも脂肪の吸
収を抑制するため、ダイエットの味方です。

甘酒 ✛ ココア ✛ 豆乳

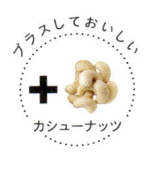

プラスしておいしい
＋
カシューナッツ

ホットココアのような
味わいなので、
甘酒が苦手な人でも飲みやすい。

■ 材料 (できあがり200g)

1 甘酒 … 50ml
2 ココアパウダー … 小さじ2
3 豆乳 … 150ml

■ 作り方

ミキサーに甘酒、豆乳を入れ、
ココアパウダーを加え、ふたをして攪拌し、
鍋または電子レンジで温める。

カロリー	145 kcal
食物繊維	1.6g
ビタミンC	－mg
ビタミンA	－μg
ビタミンE	3.5mg

美人 POINT

アンチエイジングに効きます！

抗酸化作用のあるポリフェノールが豊富なコ
コア。血管の老化を抑え、美肌効果も期待で
きます。甘酒のビタミンB群で肌荒れ予防にも。

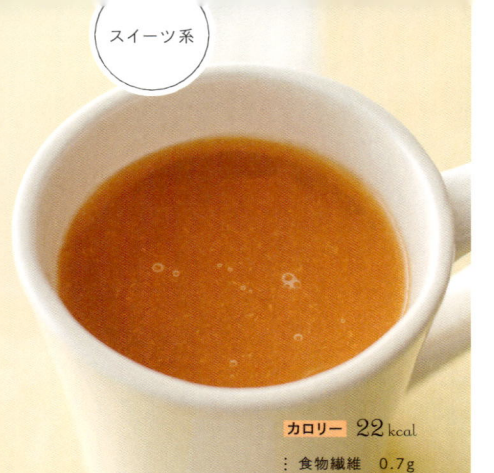

もも ✛ 紅茶

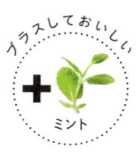

プラスしておいしい
✛ ミント

ピーチティーは
市販のものでなく、自家製を。
濃いめの紅茶を入れるのがおすすめ。

■ 材料 (できあがり200g)

1 もも … 1/4個(50g)
  皮をむき、一口大に切る
2 紅茶 … 150ml

■ 作り方

ミキサーにももと紅茶を入れ、
ふたをして攪拌し、
鍋または電子レンジで温める。

カロリー 22 kcal

食物繊維	0.7g
ビタミンC	4mg
ビタミンA	− μg
ビタミンE	0.4g

美人 POINT

肌トラブルに悩んでいるときに
体内で増えた活性酸素は、肌トラブルの原因
に。抗酸化作用のある紅茶とももは活性酸素
を除去し、美肌に役立ちます。

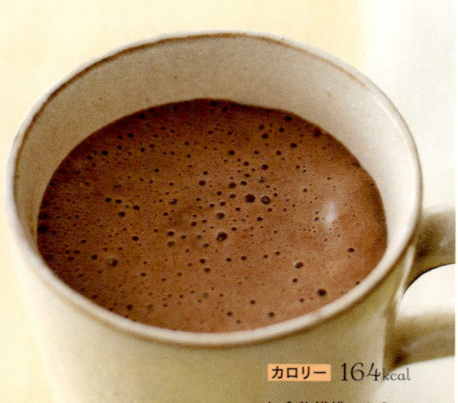

バナナ ✛ ココア
✛ メープルシロップ
✛ 豆乳

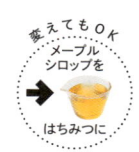

変えてもOK
メープル
シロップを
➡ はちみつに

チョコバナナのような味わいの
甘いホットスムージー。

■ 材料 (できあがり210g)

1 バナナ … 1/2本
  皮をむき、一口大に切る
2 ココアパウダー … 小さじ2
3 メープルシロップ … 小さじ1
4 豆乳 … 150ml

■ 作り方

ミキサーにバナナ、ココアパウダー、
メープルシロップを入れ、豆乳を加え、ふたを
して攪拌し、鍋または電子レンジで温める。

カロリー 164 kcal

食物繊維	1.8g
ビタミンC	6mg
ビタミンA	2μg
ビタミンE	3.7g

美人 POINT

アンチエイジングにおすすめ！
栄養価の高いバナナと女性に嬉しい成分が
たくさんの豆乳に抗酸化作用の高いポリフェ
ノールをたっぷり含んだココアをプラス。

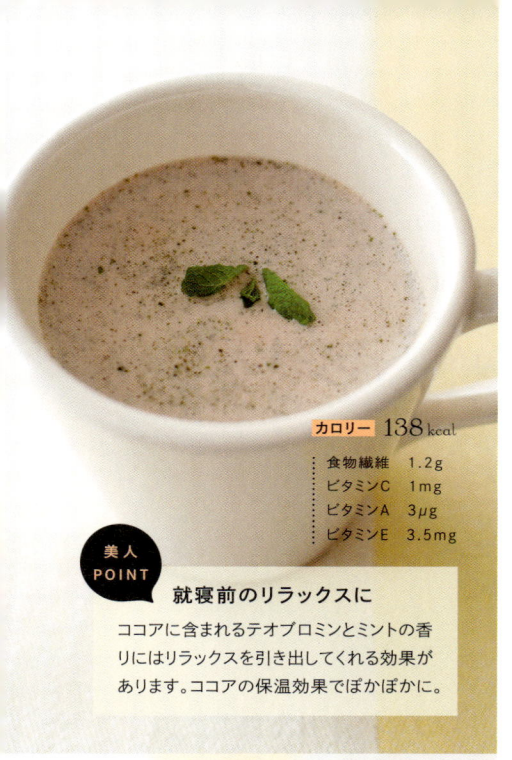

カロリー **138** kcal

食物繊維	1.2g
ビタミンC	1mg
ビタミンA	3μg
ビタミンE	3.5mg

美人 POINT

就寝前のリラックスに

ココアに含まれるテオブロミンとミントの香りにはリラックスを引き出してくれる効果があります。ココアの保温効果でぽかぽかに。

ミント ✚ ココア ✚ はちみつ ✚ 豆乳

清涼感のあるミントの香リが効いたオシャレドリンク。ティータイムのおもてなしにも。

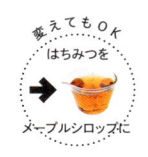

変えてもOK
はちみつを
➡
メープルシロップに

■ **材料** (できあがり170g)

1 ミント … 大さじ1 (2g)
2 ココアパウダー … 大さじ1/2
3 はちみつ … 大さじ1/2
4 豆乳 … 150ml

■ **作り方**

ミキサーに豆乳を入れ、ミント、ココアパウダー、はちみつを加え、ふたをして攪拌し、鍋または電子レンジで温める。盛りつけたら、トッピング用のミント（分量外）を飾る。

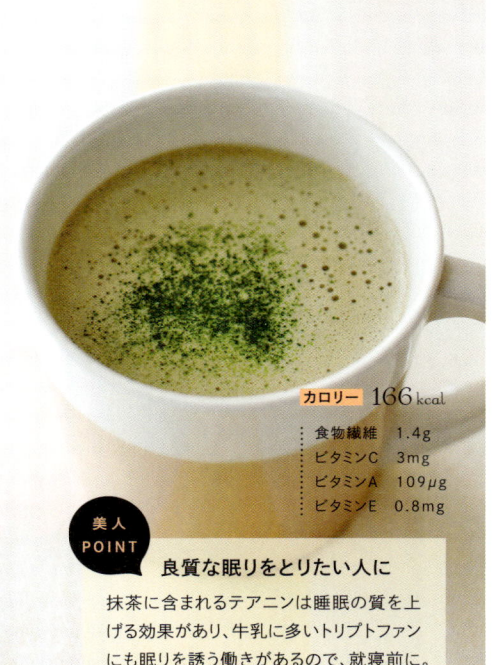

カロリー **166** kcal

食物繊維	1.4g
ビタミンC	3mg
ビタミンA	109μg
ビタミンE	0.8mg

美人 POINT

良質な眠りをとりたい人に

抹茶に含まれるテアニンは睡眠の質を上げる効果があり、牛乳に多いトリプトファンにも眠りを誘う働きがあるので、就寝前に。

メープルシロップ ✚ ココア ✚ 抹茶 ✚ 牛乳

抹茶とココアの贅沢風味をやさしい甘みで飲みやすく。

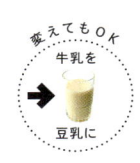

変えてもOK
牛乳を
➡
豆乳に

■ **材料** (できあがり180g)

1 メープルシロップ … 小さじ1
2 ココアパウダー … 大さじ1/2
3 抹茶 … 小さじ1
4 牛乳 … 150ml

■ **作り方**

ミキサーに牛乳を入れ、メープルシロップ、ココアパウダー、抹茶を加え、ふたをして攪拌し、鍋または電子レンジで温める。カップに注ぎ、トッピング用の抹茶（分量外）を添える。

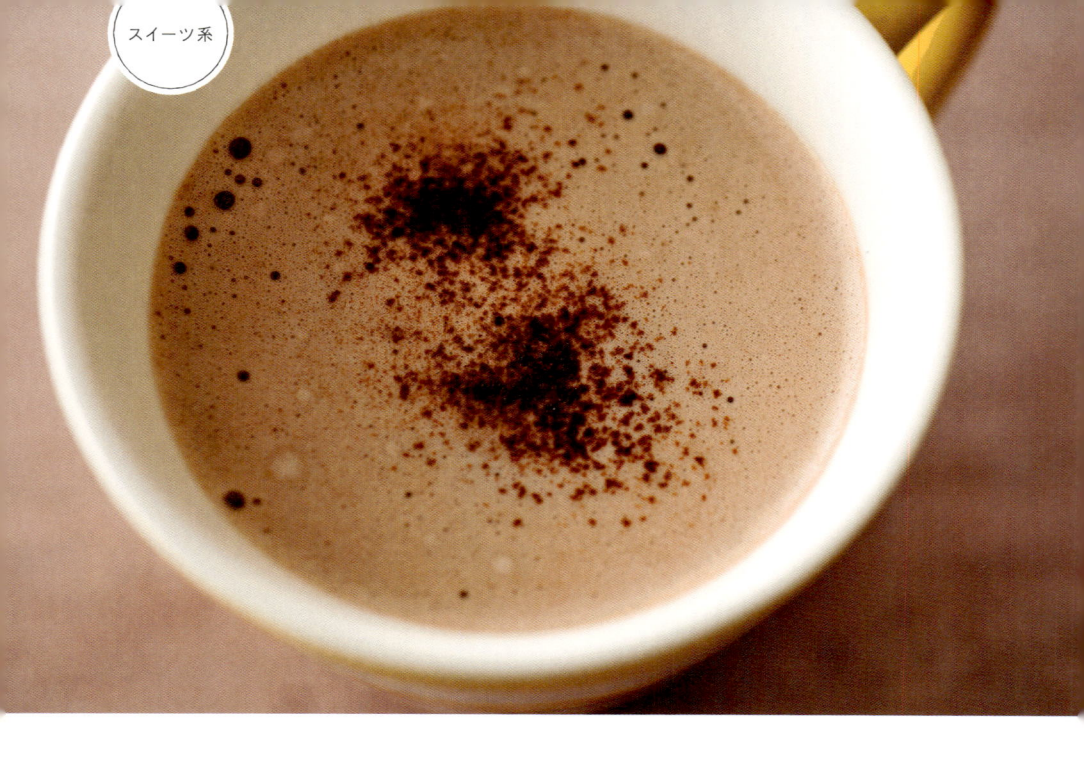

カシューナッツ ✚ ココア ✚ メープルシロップ ✚ シナモン

濃厚なカシューナッツクリームに、ココア風味とシナモンが
リッチに香るホットスムージー。おやつ代わりにも。

変えてもOK
水を
➡
豆乳に

■ 材料（できあがり260g）

1 カシューナッツ … 30g
2 ココアパウダー … 大さじ1
3 メープルシロップ … 大さじ1
4 水 … 200ml
5 シナモン … お好みで

カロリー	244 kcal
食物繊維	3.4g
ビタミンC	– mg
ビタミンA	– μg
ビタミンE	0.2mg

■ 作り方

ミキサーにカシューナッツ、ココアパウダー、
メープルシロップを入れ、水を加え、
ふたをして攪拌する。
鍋または電子レンジで温める。
カップに注ぎ、シナモンを添える。

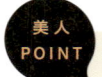
美人 POINT

**透明感のある
肌づくりにおすすめ**

カシューナッツに含まれる亜鉛は、
新陳代謝を高めて肌のターンオー
バーを活性化させる働きがあります。

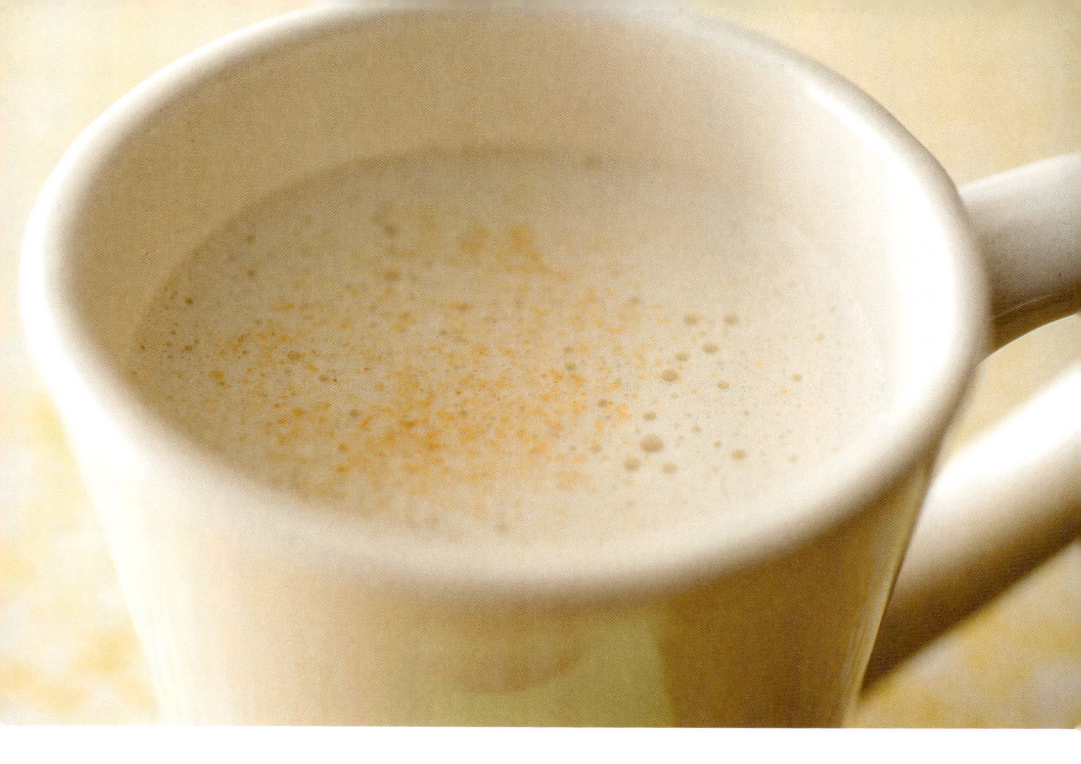

きなこ + メープルシロップ + 豆乳

イソフラボンをたっぷりとれる、きなこミルク。
メープルシロップの風味で飲みやすく。

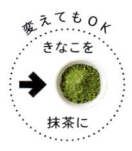
変えてもOK
きなこを → 抹茶に

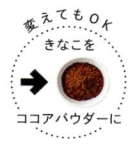
変えてもOK
きなこを → ココアパウダーに

■ **材料**（できあがり180g）

1　きなこ … 大さじ1
2　メープルシロップ … 大さじ1/2
3　豆乳 … 150ml

■ **作り方**

ミキサーに豆乳を入れ、きなこ、
メープルシロップを加え、ふたをして攪拌し、
鍋または電子レンジで温める。

カロリー	183_{kcal}

食物繊維	1.7g
ビタミンC	－ mg
ビタミンA	－ μg
ビタミンE	3.6mg

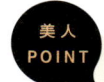
美人 POINT

**更年期障害の
予防におすすめ**

きなこと豆乳に含まれる大豆イソフ
ラボンは、女性ホルモンと似た働き
をするので、更年期障害や骨粗しょ
う症の予防になります。

Hot smoothies

Sauce Recipe

スムージーと同じ要領で作る、深い色合いの濃厚ソース。
サラダや肉・魚料理、パスタにもおすすめです。
作りたてだから、香り高く、おいしいのです。

ソースの作り方（3種共通）

ミキサーに材料を入れ、
ふたをして攪拌する。

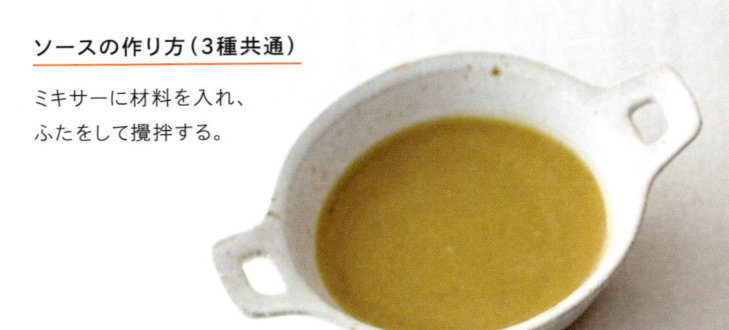

1 バーニャカウダソース

野菜がたっぷり
食べられる！

■ **材料**（できあがり70g）

1 アンチョビ … 2枚
2 にんにくおろし … 小さじ1
3 オリーブオイル … 大さじ4

※レンジで温めて使います。

2 簡単トマトソース

おうちごはんが
本格イタリアンに！

■ **材料**（できあがり280g）

1 トマト缶 … 200g
2 玉ねぎ … 50g（1/4個）
　皮をむき、一口大に切る
3 にんにく … 1かけ
4 オリーブオイル … 大さじ1
5 粉パセリ・粉オレガノなど
　　… 小さじ1
6 塩こしょう … 少々

3 大葉のジェノベーゼソース

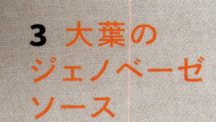

鮮やかなグリーンの
万能ソース！

■ **材料**（できあがり100g）

1 大葉 … 20枚
2 アンチョビ … 2枚
3 にんにく … 1かけ
4 太白ごま油 … 大さじ4
　（オリーブオイルで代用可）
5 酢 … 大さじ1
6 しょう油 … 大さじ1/2
7 ブラックペッパー … 少々

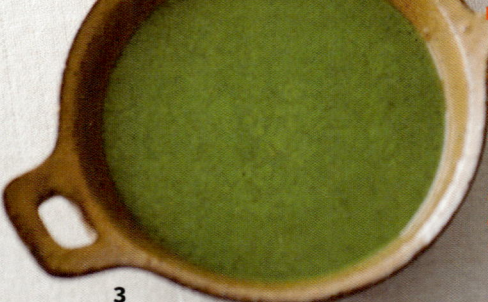

5

いろいろ
スムージー

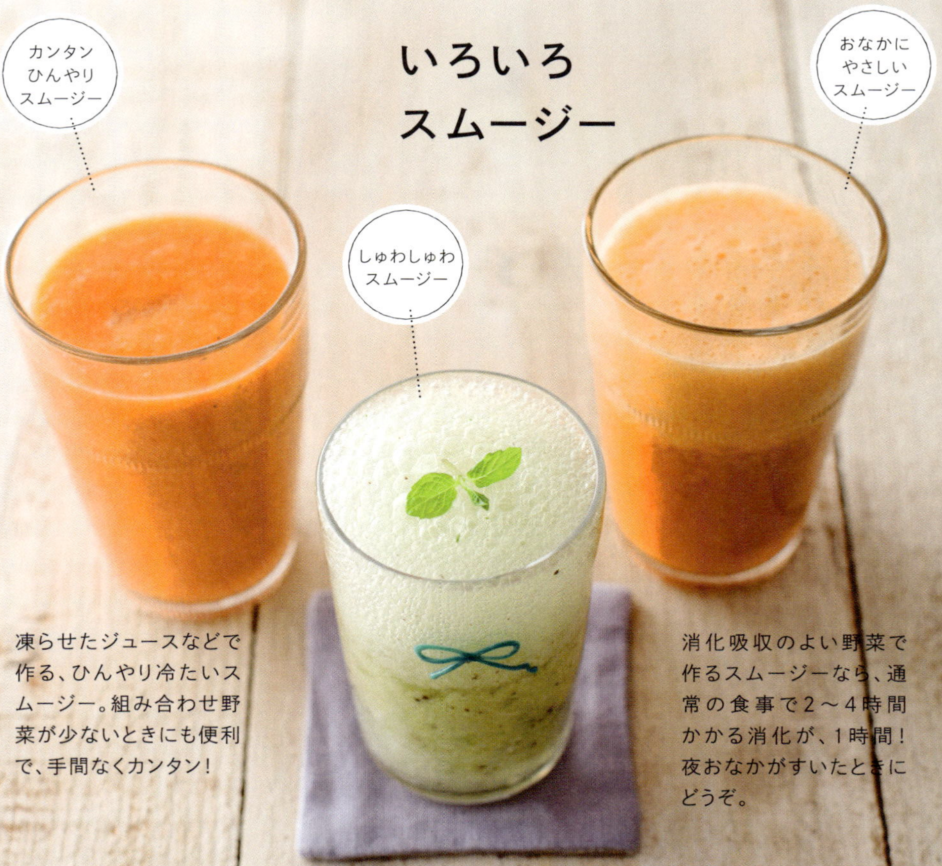

カンタン
ひんやり
スムージー

しゅわしゅわ
スムージー

おなかに
やさしい
スムージー

凍らせたジュースなどで
作る、ひんやり冷たいス
ムージー。組み合わせ野
菜が少ないときにも便利
で、手間なくカンタン！

消化吸収のよい野菜で
作るスムージーなら、通
常の食事で2〜4時間
かかる消化が、1時間！
夜おなかがすいたときに
どうぞ。

炭酸を使った組み合わ
せで、朝の目覚めをさわ
やかにスタート！　運動
後や食前ドリンクとしても
おすすめです。

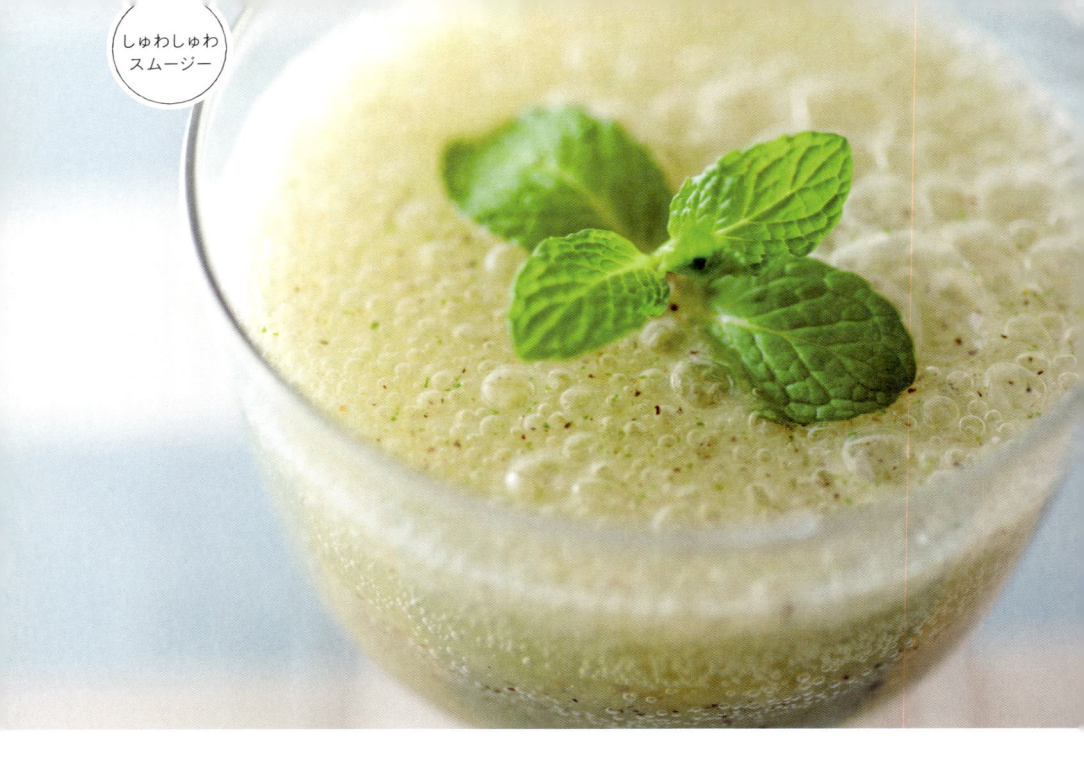

グレープフルーツ ✛ キウイ ✛ ミント ✛ 炭酸水

シャキッと目が覚めそうなみずみずしい酸味。眠気がふっとびます。

■ 材料 (できあがり300g)

1 グレープフルーツ・ホワイト … 1/2個
　薄皮を残して皮をむき、種を除いて
　一口大に切る
2 キウイ … 1個
　皮をむき、一口大に切る
3 ミント … 大さじ1 (2g)
4 炭酸水 … 100ml

■ 作り方

ミキサーにグレープフルーツ、キウイ、ミントを
入れ、ふたをして攪拌する。盛りつけたら、
炭酸水を注ぎ、トッピング用のミント (分量外) を飾る。

カロリー	88 kcal
食物繊維	2.7g
ビタミンC	99mg
ビタミンA	8μg
ビタミンE	1.4mg

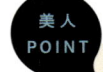
美人
POINT

美肌づくりにおすすめ!

肌トラブルを改善するのに欠かせないビタミンCが豊富なキウイとグレープフルーツ。キウイに含まれたビタミンEはビタミンCとの相乗効果で抗酸化作用がよりパワーアップします。

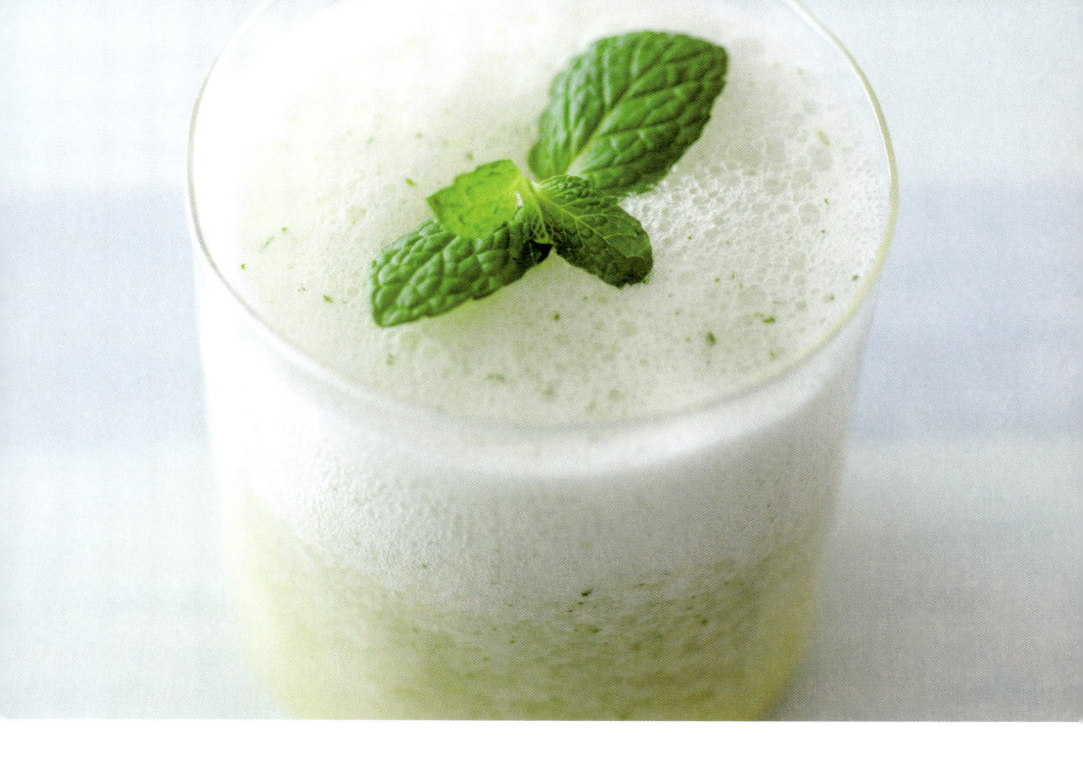

グレープフルーツ ✛ ライム ✛ ミント ✛ 炭酸水

ライムとミントの香りがさわやかな、
すっきり味のサマースムージー。

■ **材料**（できあがり260g）

1 グレープフルーツ・ホワイト … 1/2個
　薄皮を残して皮をむき、種を除いて
　一口大に切る
2 ライム … 1/2個
　薄皮を残して皮をむき、一口大に切る
3 ミント … 大さじ1（2g）
4 炭酸水 … 100ml

■ **作り方**

ミキサーにグレープフルーツ、ライム、ミントを
入れ、ふたをして撹拌する。盛りつけたら、
炭酸水を注ぎ、トッピング用のミント（分量外）を飾る。

カロリー	57_{kcal}
食物繊維	0.9g
ビタミンC	56mg
ビタミンA	10μg
ビタミンE	0.6mg

美人 POINT

リフレッシュにおすすめ！

ライムの香りはホルモンバランスを
正常に保つ作用があり、ミントとグ
レープフルーツと合わせて心身のリ
ラックスを引き出します。

various smoothies

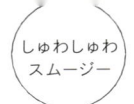
しゅわしゅわ
スムージー

もも ＋ 炭酸水

はじける炭酸水で、ももの甘みが
際立ちます。食前に飲んで
食べすぎ防止に。

■ 材料（できあがり200g）

1 もも … 1/2個（100g）
　 皮をむき、種を除いて
　 一口大に切る
2 炭酸水 … 100ml

■ 作り方

ミキサーにもも、半量の炭酸水を入れ、
ふたをして攪拌する。
盛りつけたら、残りの炭酸水を注ぐ。

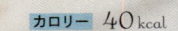

カロリー 40 kcal

食物繊維　1.3g
ビタミンC　8mg
ビタミンA　－μg
ビタミンE　0.7mg

美人 POINT

冷え性の改善におすすめ！
ももには、血行をよくし体を温める作用があります。もも
の皮には抗酸化力のあるカテキンが多く含まれているの
で、よく洗って産毛をとり、皮ごとスムージーにしても。

りんご ＋ グレープフルーツ ＋ りんご酢 ＋ 炭酸水

飲みやすいりんご×グレープフルーツの組み合わせに、
りんご酢のアクセントで、元気をチャージ。

■ 材料（できあがり300g）

1 りんご … 1/2個
　 種と芯を除き、一口大に切る
2 グレープフルーツ・ルビー … 1/2個
　 薄皮を残して皮をむき、
　 種を除いて一口大に切る
3 りんご酢 … 大さじ1/2
4 炭酸水 … 50ml

カロリー 113 kcal

食物繊維　2.5g
ビタミンC　48mg
ビタミンA　2μg
ビタミンE　0.6mg

■ 作り方

ミキサーにりんご、グレープフルーツ、
りんご酢を入れ、ふたをして攪拌する。
盛りつけたら、炭酸水を注ぐ。

美人 POINT

生活習慣病予防におすすめ！
りんごの食物繊維がコレステロールの吸収を抑えてく
れます。りんご酢にも悪玉コレステロールの増加を防
ぐ作用があり、生活習慣病予防に役立ちます。

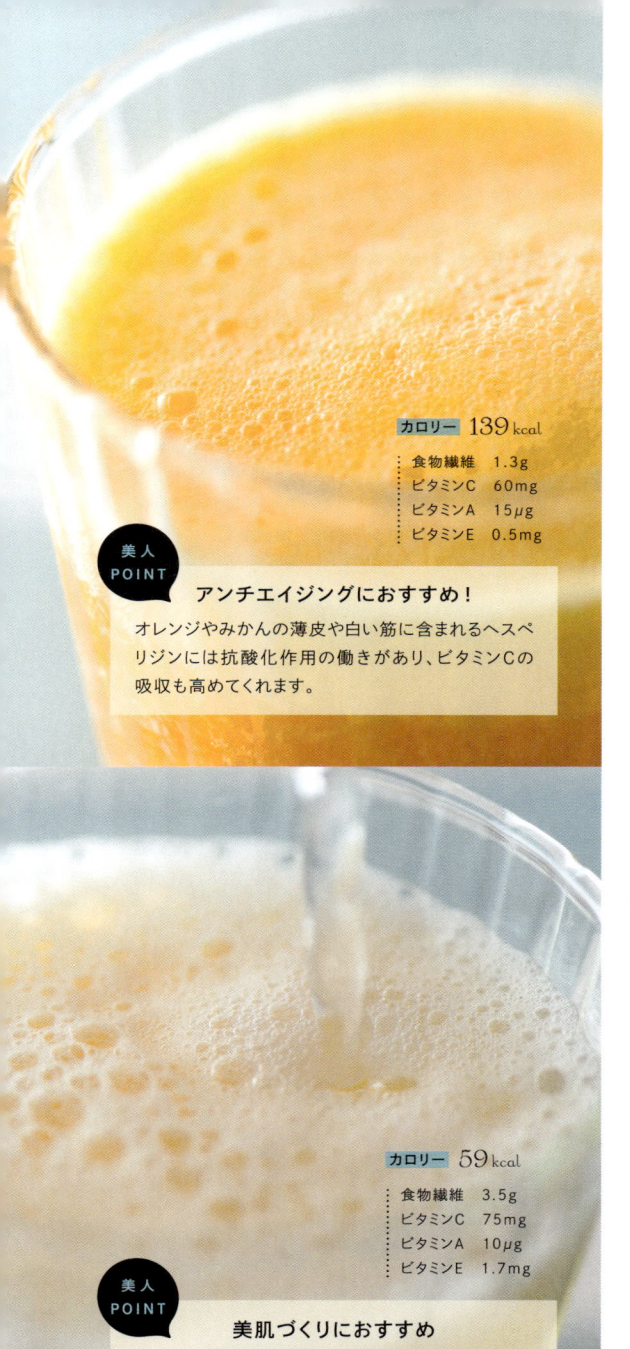

カロリー 139kcal

食物繊維	1.3g
ビタミンC	60mg
ビタミンA	15μg
ビタミンE	0.5mg

美人 POINT

アンチエイジングにおすすめ！

オレンジやみかんの薄皮や白い筋に含まれるヘスペリジンには抗酸化作用の働きがあり、ビタミンCの吸収も高めてくれます。

オレンジ ✛ はちみつ ✛ 炭酸水

抗酸化パワーで
疲れた身体がよみがえる、
果汁たっぷりの
フレッシュサワー。

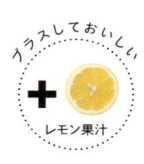

プラスしておいしい
レモン果汁

■ **材料**（できあがり260g）

1 オレンジ … 1個
薄皮を残して皮をむき、
一口大に切る
2 はちみつ … 大さじ1/2
3 炭酸水 … 100ml

■ **作り方**

ミキサーにオレンジ、はちみつを入れ、
ふたをして撹拌する。
盛りつけたら、炭酸水を注ぐ。

変えてもOK
ゆずを
→
レモン果汁に

カロリー 59kcal

食物繊維	3.5g
ビタミンC	75mg
ビタミンA	10μg
ビタミンE	1.7mg

美人 POINT

美肌づくりにおすすめ

ゆずに含まれるクエン酸とビタミンCが消化吸収を助け、腸内の善玉菌を増やしてくれます。お通じもよくなり、美肌づくりに効果があります。

ゆず ✛ はちみつ ✛ 炭酸水

日本料理の香りづけにも
よく使われる独特の香り
にはアロマ効果も！

■ **材料**（できあがり160g）

1 ゆず … 1/2個
薄皮を残して皮をむき、
種を除いて一口大に切る
2 はちみつ … 大さじ1/2
3 炭酸水 … 100ml

■ **作り方**

ミキサーにゆず、はちみつを入れ、
半量の炭酸水を加え、ふたをして撹拌する。
盛りつけたら、残りの炭酸水を注ぐ。

various smoothies

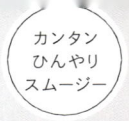

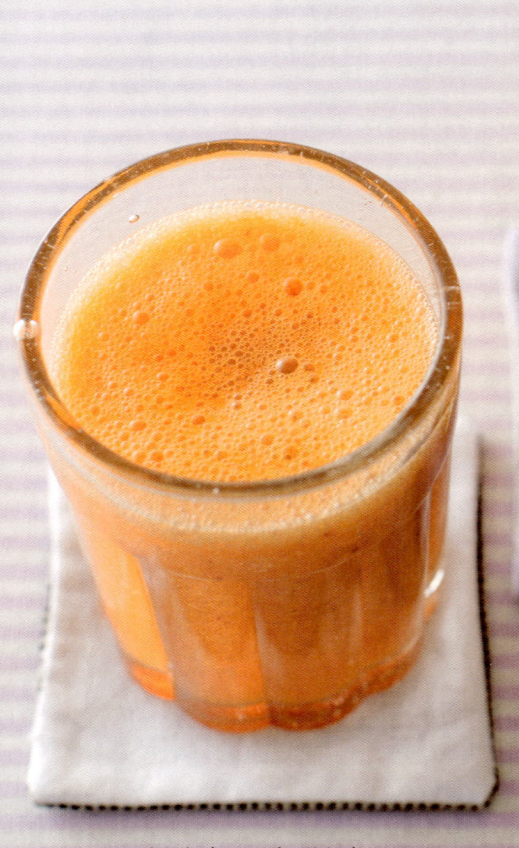

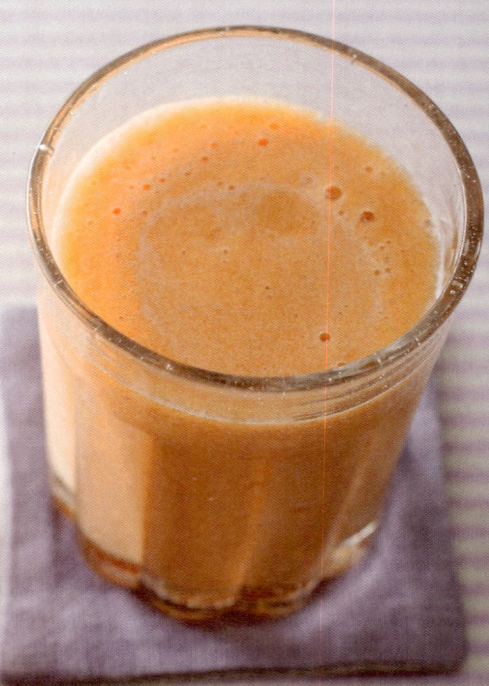

トマトジュース氷+パイナップル

にんじんジュース氷+りんご

にんじんジュース氷
✚ りんご

フルーツが1種類しかない！　というときに、
にんじんジュース氷を加えて栄養価upのスムージーに。
にんじんの香りが苦手な人にもおすすめ！

カロリー 82 kcal

食物繊維	1.9g
ビタミンC	6mg
ビタミンA	224μg
ビタミンE	0.3mg

■ 材料（できあがり230g）

1 にんじんジュース氷 … 60g
　（P.13参照）
2 りんご … 1/2個
　種と芯を除き、一口大に切る
3 水 … 50ml

■ 作り方

ミキサーににんじんジュース氷、りんごを入れ、
水を加え、ふたをして攪拌する。

美人 POINT

**免疫力アップに
おすすめ！**

皮膚や粘膜を丈夫にして風邪やウイ
ルスを予防してくれるカロテンの含
有量はにんじんがトップクラス。食物
繊維も多いので、りんごのペクチンと
併せて腸内環境を整えてくれます。

トマトジュース氷
✚ パイナップル

トマトの栄養が濃縮されたトマトジュースを使ったスムージー。
パイナップルと一緒にとって、不足しがちな食物繊維をフォロー。

カロリー 61 kcal

食物繊維	1.9g
ビタミンC	31mg
ビタミンA	19μg
ビタミンE	0.4mg

■ 材料（できあがり210g）

1 トマトジュース氷 … 60g
　（P.13参照）
2 パイナップル … 1/5個（100g）
　皮と芯を除き、一口大に切る
3 水 … 50ml

■ 作り方

ミキサーにトマトジュース氷、パイナップルを
入れ、水を加え、ふたをして攪拌する。

美人 POINT

**日焼けを
予防したいときに**

トマトにはメラニンの生成を抑える
作用のあるリコピンが豊富。抗酸
化力も高く、紫外線から肌を守って
くれます。トマトジュースを選ぶと
きは「完熟」とあるものを。

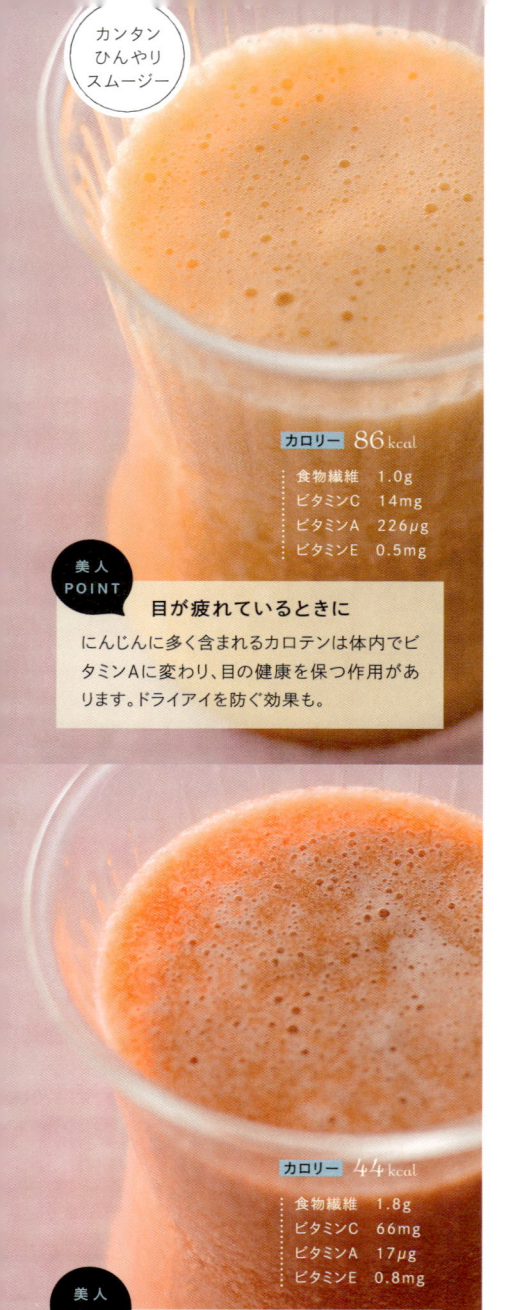

カロリー 86kcal

食物繊維	1.0g
ビタミンC	14mg
ビタミンA	226μg
ビタミンE	0.5mg

美人 POINT

目が疲れているときに

にんじんに多く含まれるカロテンは体内でビタミンAに変わり、目の健康を保つ作用があります。ドライアイを防ぐ効果も。

カロリー 44kcal

食物繊維	1.8g
ビタミンC	66mg
ビタミンA	17μg
ビタミンE	0.8mg

美人 POINT

シミ、そばかす対策に

野菜ジュースに加工されると、減少する栄養素もありますが、抗酸化力が高いリコピンは生でとるよりも吸収率がアップされます。

にんじんジュース氷
➕ バナナ

栄養価が高く、朝食代わり
にもなるパワースムージー。
スポーツの前後にもおすすめ。

■ **材料**（できあがり240g）

1 にんじんジュース氷 … 60g
  （P.13参照）
2 バナナ … 1本
  皮をむき、一口大に切る
3 水 … 100ml

■ **作り方**

ミキサーににんじんジュース氷、バナナを入れ、
水を加え、ふたをして攪拌する。

トマトジュース氷
➕ いちご

酸味の効いたトマト味に
いちごのほのかな甘さをプラス。
色も味もキュート！

■ **材料**（できあがり210g）

1 トマトジュース氷 … 60g
  （P.13参照）
2 いちご … 8粒
  へたを除く
3 水 … 50ml

■ **作り方**

ミキサーにトマトジュース氷、いちごを入れ、
水を加え、ふたをして攪拌する。

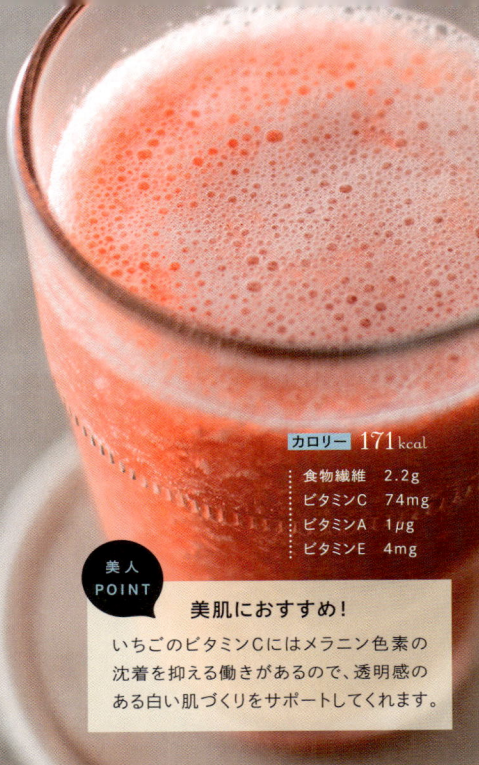

カロリー 171 kcal

食物繊維	2.2g
ビタミンC	74mg
ビタミンA	1μg
ビタミンE	4mg

美人
POINT

美肌におすすめ！
いちごのビタミンCにはメラニン色素の
沈着を抑える働きがあるので、透明感の
ある白い肌づくりをサポートしてくれます。

いちごジュース氷
✛ はちみつ ✛ 豆乳

いちごと牛乳のシンプルなやさしい味。
冷凍いちごなら、季節を問わず
定番スムージーに。

■ 材料（できあがり290g）

1　いちごジュース氷 … 120g
　　（P.12参照）
2　はちみつ … 大さじ1/2
3　豆乳 … 150ml

■ 作り方

ミキサーにいちごジュース氷、はちみつを入れ、
豆乳を加え、ふたをして攪拌する。

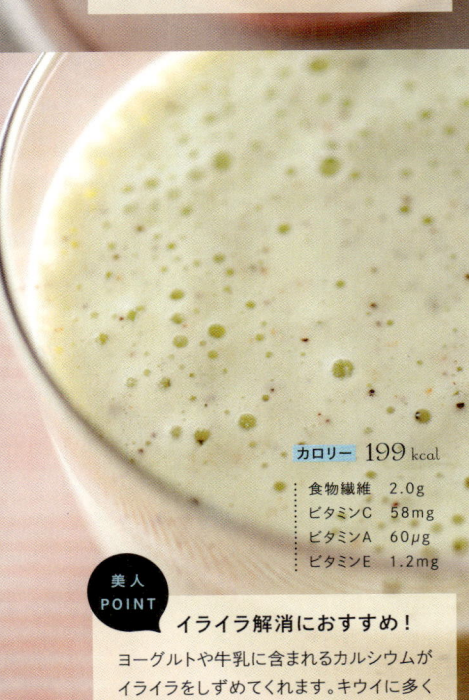

カロリー 199 kcal

食物繊維	2.0g
ビタミンC	58mg
ビタミンA	60μg
ビタミンE	1.2mg

美人
POINT

イライラ解消におすすめ！
ヨーグルトや牛乳に含まれるカルシウムが
イライラをしずめてくれます。キウイに多く
含まれるビタミンCで吸収率もアップ。

冷凍キウイ ✛ ヨーグルト
✛ はちみつ ✛ 牛乳

濃厚なフローズン風スムージー。
はちみつを加えてまろやかで
ほんのり甘い口当たりに。

■ 材料（できあがり250g）

1　冷凍キウイ … 1個
　　（P.12参照）
2　ヨーグルト … 1/4カップ
3　はちみつ … 大さじ1
4　牛乳 … 100ml

■ 作り方

ミキサーに冷凍キウイ、ヨーグルト、はちみつを
入れ、牛乳を加え、ふたをして攪拌する。

various smoothies

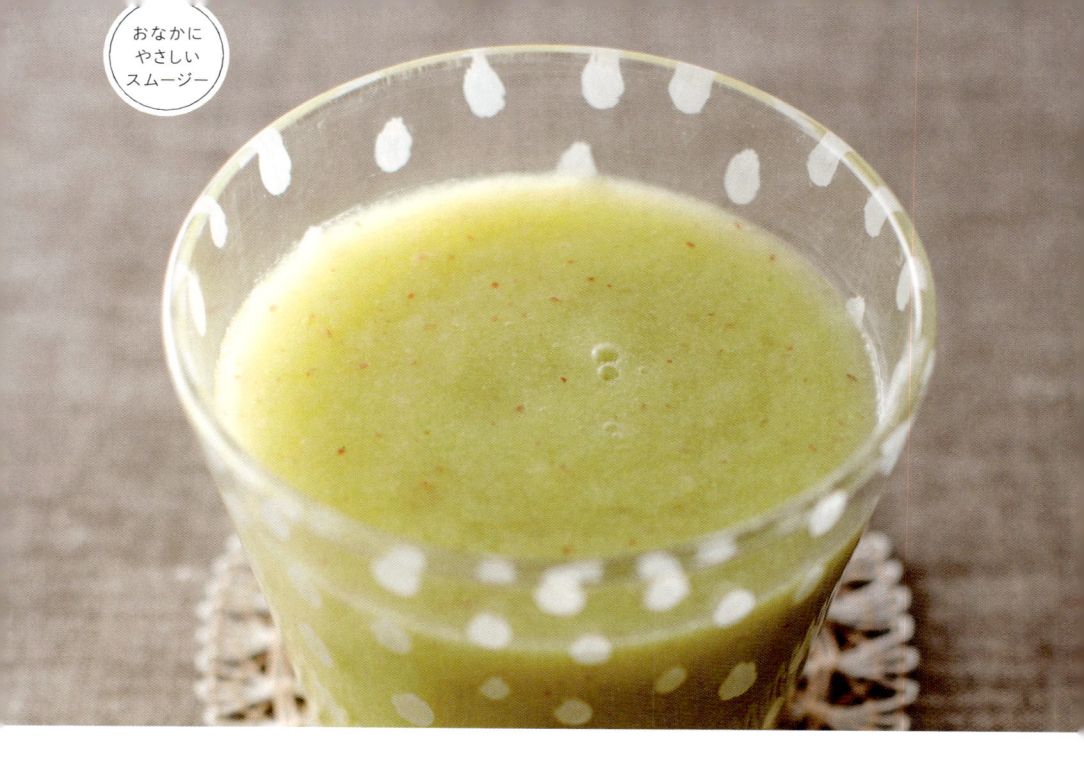

キャベツ ✚ もも
✚ りんご

ももとりんごのやさしい甘みがほのかに広がるスムージー。
食べすぎ飲みすぎの翌日におすすめ。

■ **材料**（できあがり260g）

1 キャベツ … 1枚（50g）
一口大に切る

2 もも … 1/4個（50g）
皮をむき、種を除いて一口大に切る

3 りんご … 1/4個
種と芯を除き、一口大に切る

4 水 … 100ml

■ **作り方**

ミキサーにキャベツ、もも、りんごを入れ、
水を加え、ふたをして撹拌する。

カロリー	87 kcal

食物繊維	2.6g
ビタミンC	24mg
ビタミンA	3μg
ビタミンE	0.8mg

美人
POINT

胃腸が疲れたときに

キャベツに含まれるビタミンU、別名
キャベジンは傷ついた胃粘膜を修復
し、胃の働きを整えます。整腸作用の
あるりんごを加えて、疲れた胃腸をリ
カバリーします。

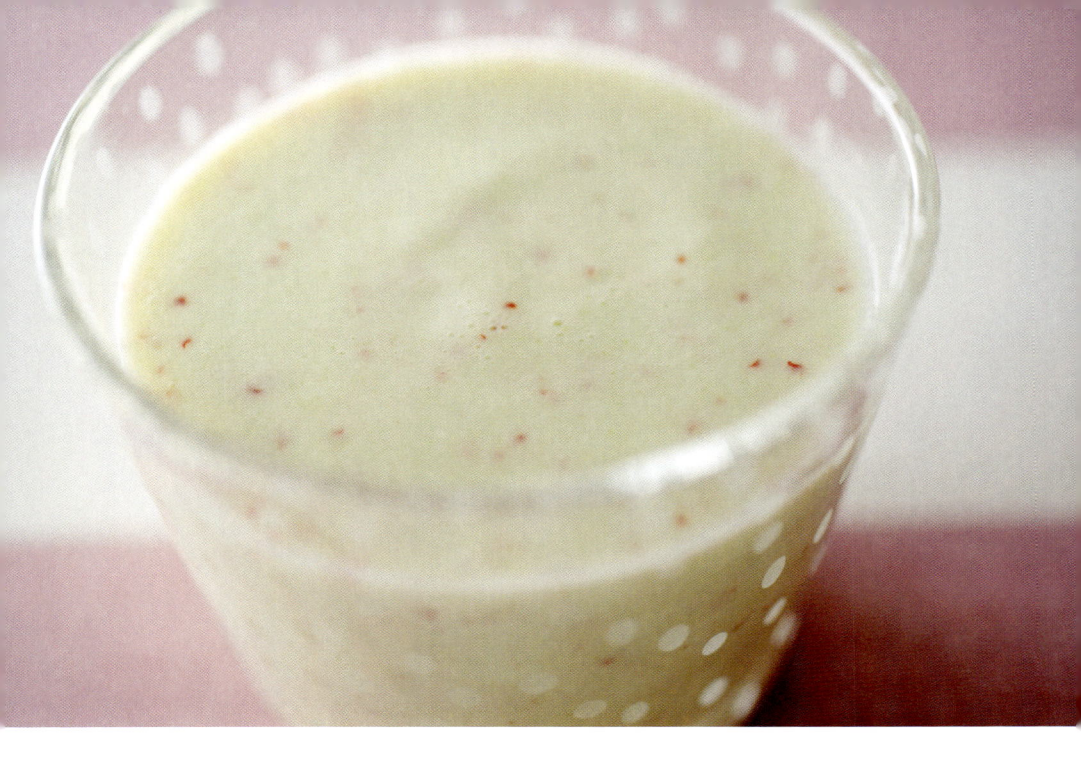

キャベツ ✚ りんご ✚ ヨーグルト ✚ はちみつ ✚ 牛乳

ヨーグルトの酸味とまろやかな口当たりがお腹にやさしいスムージー。
淡いグリーンカラーで見た目もさわやか。

■ **材料**（できあがり270g）

1 キャベツ … 1枚（50g）
　一口大に切る
2 りんご … 1/4個
　種と芯を除き、一口大に切る
3 ヨーグルト … 1/2カップ
4 はちみつ … 小さじ1
5 牛乳 … 50ml

■ **作り方**

ミキサーにキャベツ、りんご、ヨーグルト、
はちみつを入れ、牛乳を加え、ふたをして攪拌する。

カロリー 161kcal

食物繊維	1.8g
ビタミンC	25mg
ビタミンA	55μg
ビタミンE	0.4mg

美人 POINT

デトックスにおすすめ！

キャベツに含まれるインチオシアネートは、がん予防に効果があるといわれるファイトケミカル。肝臓の解毒作用を助けてくれるので、デトックス効果も期待できます。

various smoothies

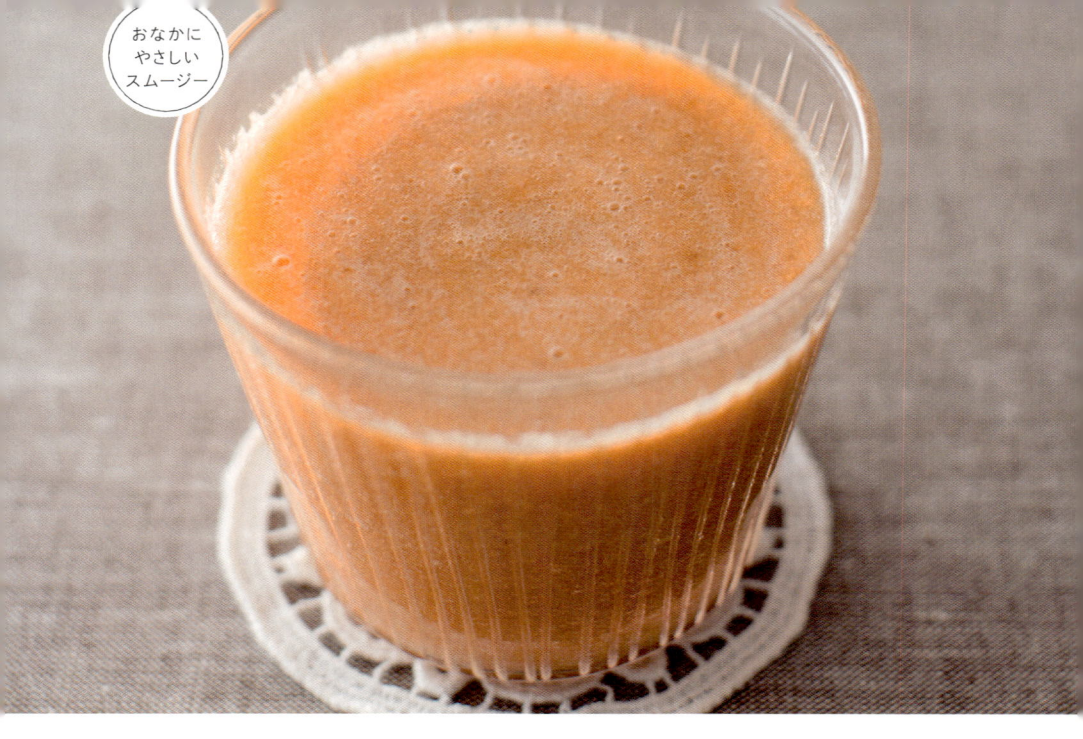

おなかに
やさしい
スムージー

りんご ✛ にんじん
✛ バナナ

定番食材で作れるスムージー。
ボリュームがあり栄養素もたっぷり。

■ **材 料**（できあがり250g）

1 りんご … 1/4個
　種と芯を除き、一口大に切る
2 にんじん … 1/3本（50g）
　一口大に切る
3 バナナ … 1/2本
　皮をむき、一口大に切る
4 水 … 100ml

■ **作り方**

ミキサーにりんご、にんじん、バナナを入れ、
水を加え、ふたをして撹拌する。

カロリー	85 kcal

食物繊維　2.7g
ビタミンC　10mg
ビタミンA　383μg
ビタミンE　0.6mg

美人
POINT

**良質な睡眠を
とりたい人に**

食物繊維やオリゴ糖など整腸作用の
ある栄養素がしっかりとれる組み合
わせです。消化もよく、バナナに含ま
れるトリプトファンは安眠効果も期待
できるので、就寝前のドリンクにも。

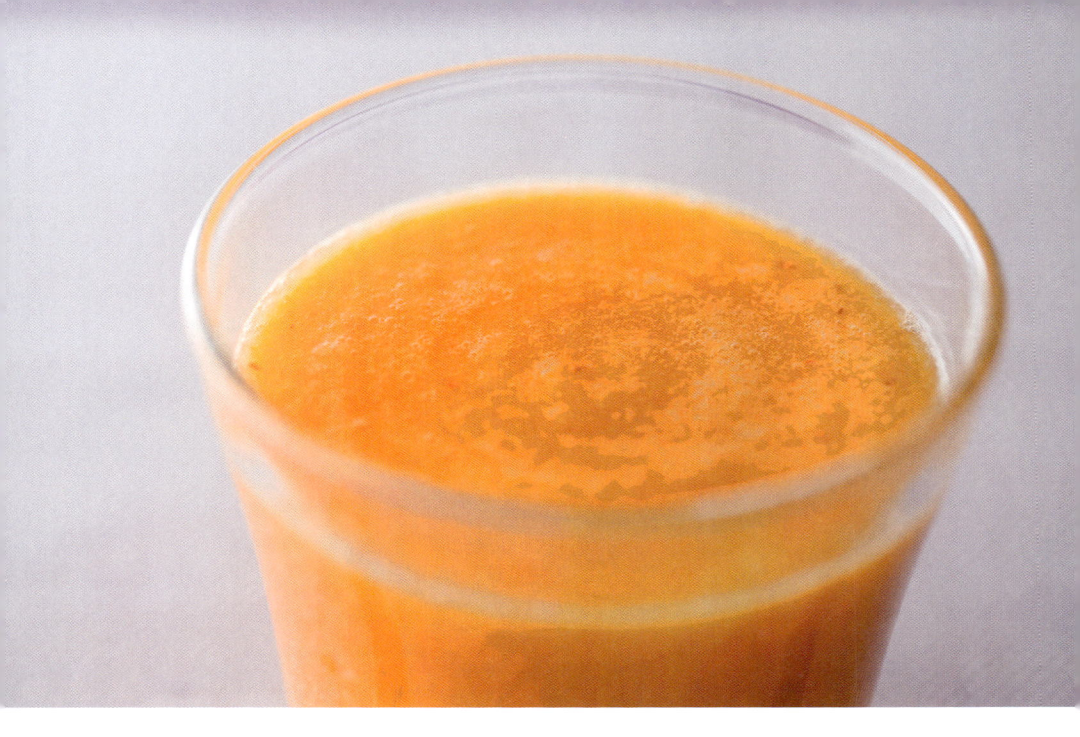

オレンジ ✛ りんご ✛ にんじん ✛ パイナップル

フルーツたっぷりのミックスジュース。にんじん嫌いのお子さんにも。

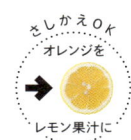

さしかえOK
オレンジを
➡
レモン果汁に

■ 材料（できあがり360g）

1 オレンジ … 1個
　薄皮を残して皮をむき、一口大に切る
2 りんご … 1/4個
　種と芯を除き、一口大に切る
3 にんじん … 1/3本（50g）
　一口大に切る
4 パイナップル … 1/10個（50g）
　皮と芯を除き、一口大に切る
5 水 … 50ml

■ 作り方

ミキサーにオレンジ、りんご、にんじん、
パイナップルを入れ、水を加え、ふたをして攪拌する。

カロリー	136 kcal
食物繊維	4.4g
ビタミンC	78mg
ビタミンA	398µg
ビタミンE	0.9mg

美人 POINT

便秘改善におすすめ！

にんじんには食物繊維であるペクチンが多く含まれているので、お通じの悩みに効果的。ビタミンCを破壊する「アスコルビナーゼ」がにんじんに含まれていますが、オレンジやパイナップルの酸が破壊を防いでくれます。

管理栄養士／料理研究家　鈴木あすな

美容と健康を目的とした料理教室「Life & Me」を主宰。雑誌やテレビ番組へのレシピ紹介や、企業とのレシピ開発などを行う。さまざまな活動を通じ、食べたもので体は作られるという、「YOU ARE WHAT YOU EAT !!」の考えを発信し、食の大切さを伝えている。最近は食に加えてヨガやフラワーアレンジメントなどのレッスンも楽しめる「女子会」の企画・運営も行い、食を中心とした豊かなライフスタイルの提案に取り組んでいる。また、自ら農家を訪れて農業体験を行い、オーガニック野菜を広める活動と共に地産地消を推進する社会貢献を目指す。

鈴木あすなオフィシャルブログ　http://ameblo.jp/pixy-asuna/

STAFF

制作ディレクション・構成・メニュー構成・スタイリング　伊豫利恵(so-planning)
撮影　三好宣弘(RERATION)
ライティング　村松千絵(Cre-Sea)
装丁・本文デザイン　西田美千子
フードコーディネート　小越明子

美人をつくる! まいにちの簡単スムージー123

2015年5月21日　第1刷発行

著　　者　鈴木あすな
発 行 人　鈴木昌子
編 集 人　姥智子
企画編集　亀尾滋
発 行 所　株式会社 学研パブリッシング
　　　　　〒141-8412　東京都品川区西五反田2-11-8
発 売 元　株式会社 学研マーケティング
　　　　　〒141-8415　東京都品川区西五反田2-11-8
印 刷 所　凸版印刷株式会社

この本に関する各種お問い合わせ先
［電話の場合］　編集内容については Tel:03-6431-1483(編集部直通)
　　　　　　　　在庫、不良品(落丁、乱丁)についてはTel:03-6431-1250(販売部直通)
［文書の場合］　〒141-8418　東京都品川区西五反田2-11-8
　　　　　　　　学研お客様センター『美人をつくる! まいにちの簡単スムージー123』係

この本以外の学研商品に関するお問い合わせは下記まで。
Tel：03-6431-1002(学研お客様センター)

学研の書籍・雑誌についての新刊情報・詳細情報は、下記をご覧ください。
学研出版サイト http://hon.gakken.jp/